In dieser Reihe sind
bisher erschienen:

Richtig Aerobic
Richtig Aikido
Richtig Ausdauertraining
Richtig Badminton
Richtig Basketball
Richtig Bergsteigen
Richtig Body-Styling
Richtig Carven
Richtig Fahrtensegeln
Richtig Fitness-Skating
Richtig Fußball
Richtig Golf
Richtig Golf länger und genauer
Richtig Golf rund ums Grün
Richtig Handball
Richtig Hanteltraining
Richtig Hochtouren
Richtig Inlineskaten
Richtig Judo
Richtig Kanufahren
Richtig Karate
Richtig Laufen
Richtig Marathon
Richtig Mountainbiken
Richtig Muskeltraining
Richtig Nordic Ski

Richtig Paragliding
Richtig Qi Gong
Richtig Reiten
Richtig Rennrad fahren
Richtig Sanftes Krafttraining
Richtig Schwimmen
Richtig Segeln
Richtig Skitouren
Richtig Snowboarden
Richtig Sporternährung
Richtig Sportklettern
Richtig Stretching
Richtig Taekwondo
Richtig Tai-Bo
Richtig Tai Chi
Richtig Tanzen Lateinamerikanische Tänze
Richtig Tanzen Modetänze
Richtig Tanzen Standardtänze
Richtig Tauchen
Richtig Tennis
Richtig Tennistraining
Richtig Tischtennis
Richtig Torwarttraining
Richtig Trainieren im Fitness-Studio
Richtig Trainieren mit der Pulsuhr
Richtig Triathlon
Richtig Volleyball
Richtig Walken
Richtig Yoga

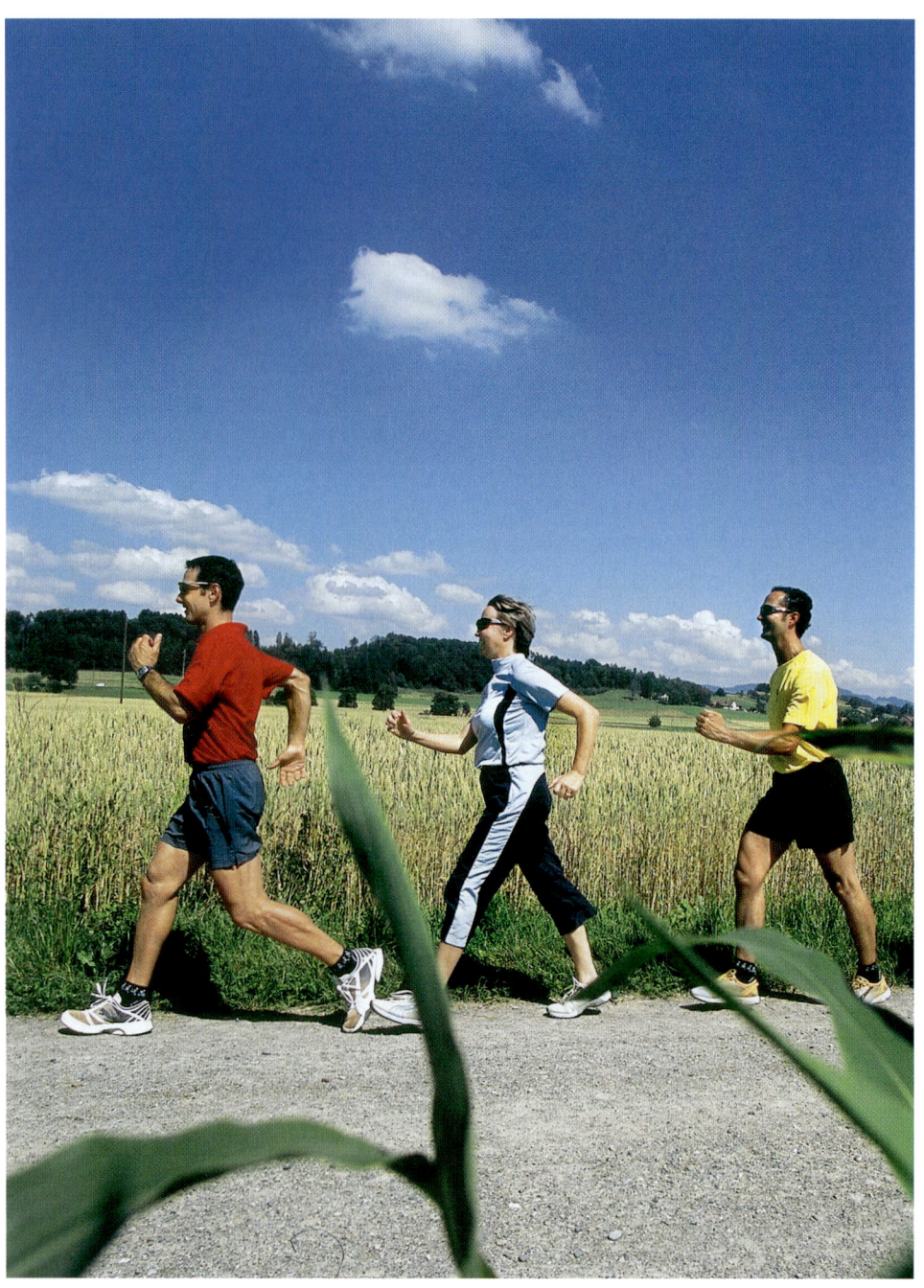

RICHTIG

BLV SPORTPRAXIS TOP

Urs Gerig

Walken

Bibliographische Information
Der Deutschen Bibliothek

Die Deutsche Bibliothek verzeichnet diese
Publikation in der Deutschen Nationalbiblio-
graphie; detaillierte bibliographische Daten sind
im Internet über http://dnb.ddb.de abrufbar.

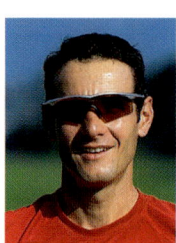

Urs Gerig,
Jahrgang 1965, ist Sportcoach
und Multisport-Experte mit
Spitzensporterfahrung als
Aktiver im Lauf-, Triathlon-
und Mountainbikesport. Er
ist Schweizer Walking- und
Nordic-Walking-Pionier und
engagiert sich für die Ver-
breitung der neuen, sanften
Ausdauersportarten als ideale Gesundheits- und
Fitnesssportarten. Der Autor organisiert Kurse,
Aktivferien und Privat Coaching.
Informationen unter www.sportcoach.ch

Bildnachweis
Bongarts/Christof Koepsel: S. 70
Exel: S. 49
Gonseth, Andreas: S. 2, 4, 6, 9, 16, 21, 22, 38,
46, 47, 52, 68, 72, 93
Jump-Fotoagentur/M. Sandkühler: S. 45
Lets walk-Solothurn, Ryffel Running-Kurse,
Gümligen: S. 115
Mauritius-Images/Jiri: S. 77
Mauritius-Images/Rosenfeld: S. 96
Odlo International AG: S. 13, 100
OS Technology: S. 40
Puma: S. 59, 60
Seer, Ulli: S. 5, 31, 33, 54, 56, 58, 75, 79, 89,
103, 108, 110, 111, 121
Spiel und Sportwaren Jakobs: S. 106
Tanita: S. 85

Grafiken: Jörg Mair

Umschlaggestaltung: Joko Sander Werbeagentur,
München

Umschlagfotos: Andreas Gonseth

Der Autor dankt den Firmen Puma-Sportschuhe,
Irox-Herzfrequenz-Messgeräte, Tanita-Fettmess-
waagen, Powerbar und Odlo für ihre freundliche
Unterstützung.

Fünfte, neu bearbeitete Auflage (Neuausgabe)

BLV Buchverlag GmbH & Co. KG
80797 München

© 2005 BLV Buchverlag GmbH & Co. KG,
München

Lektorat: Maritta Kremmler
Herstellung: Rosemarie Schmid
Layoutkonzeption: Buch & Konzept,
Annegret Wehland, München
Layout: Walter Werbegrafik, Gundelfingen
Satz: agentur walter, Gundelfingen

Gedruckt auf chlorfrei gebleichtem Papier

Printed and bound in Germany
ISBN 3-405-16823-6

Hinweis
Das vorliegende Buch wurde sorgfältig er-
arbeitet. Dennoch erfolgen alle Angaben ohne
Gewähr. Weder Autor noch Verlag können für
eventuelle Nachteile oder Schäden, die aus den
im Buch vorgestellten Übungen und Informationen resultieren, eine Haftung übernehmen.

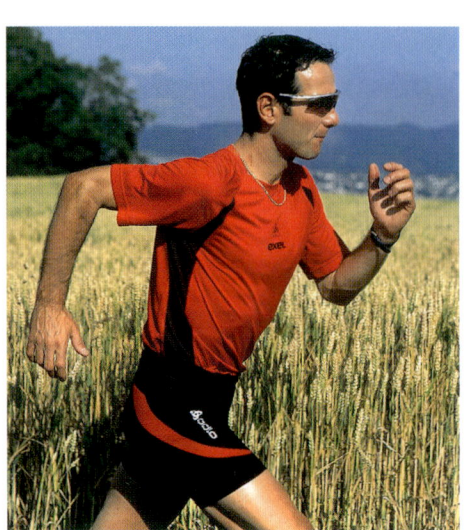

Einführung

Im Begriff »Sport« ist eine breite Skala von körperlichen Aktivitäten enthalten. Sie reicht vom gelegentlichen Feiertagswandern über den Breitensport bis zum olympischen Wettkampf. Für den größten Teil der Menschen ist der Sport jedoch Freizeitvergnügen, Ausgleich zum Alltag und Gesundheitsvorsorge. Gehören Sie zu den Leuten, die 45 Minuten am Stück joggen können, ohne außer Atem zu geraten? Dann ist dieses Buch wahrscheinlich nichts für Sie. Wenn Sie jedoch zu denjenigen gehören, die mit dem bisherigen Angebot an Sportmöglichkeiten noch nicht vollkommen zufrieden sind, kann Ihnen dieser Ratgeber vielleicht helfen, die für Sie richtige sportliche Betätigung zu finden. Viele Sportarten stellen hohe Anforderungen an Bewegungsapparat und Fitness des Einzelnen und sind für den großen Teil der Bevölkerung zu anstrengend und zu erschöpfend. Sind die Anforderungen zu hoch, bleiben die so wichtigen kleinen Erfolgserlebnisse aus und der Spaß und die Motivation auf der Strecke. Mit Begeisterung aufgenommene Trainingsprogramme werden oft schnell wieder von Motivationsproblemen oder Verletzungen gestoppt. Mehr als die Hälfte der Leute, die mit einem körperlichen Training beginnen, hören schon nach sechs Monaten wieder damit auf. Motivation, Freude und Beschwerdefreiheit sind die Grundvoraussetzungen für jedes körperliche Training, das dauerhaft und regelmäßig sein soll. Die neue »sanfte« Fitnesswelle ist auf aktuellen Erkenntnissen aufgebaut und hat auch langfristig, unabhängig von Fitnessgrad und körperlichen Gegebenheiten, hervorragende gesundheitliche Auswirkungen.

Wenn Sie sportliche Betätigung mit Erschöpfung und Abgeschlagenheit assoziieren, sollten Sie es einmal mit Walking versuchen. Walking ist eine gesunde Art, sportlich zu gehen. Sport muss nicht schmerzen und ermüden, um gesundheitlich wirksam zu sein. Walking orientiert sich immer an der persönlichen Leistungsfähigkeit, denn jeder hat sein eigenes Fitnessniveau und seine eigenen Vorstellungen und Ziele. Walking macht Spaß, und das Verletzungsrisiko ist außergewöhnlich gering. Darum wird es von immer mehr Leuten dauerhaft und erfolgreich betrieben.

Die positiven Auswirkungen auf das Wohlbefinden sind auch von Einsteigern schon während oder spätestens unmittelbar nach dem Training spürbar. Die Erfolgsquote liegt beim Walking bei ca. 60 % und ist bemerkenswert hoch, d. h., ein überdurchschnittlich großer Teil der Einsteiger ist auch nach längerer Zeit immer noch davon begeistert. Tausende so genannter Bewegungsmuffel, Leute, die sich generell als unsportlich bezeichnen, finden mit Walking Schritt für Schritt die Freude an einem körperlich aktiven Leben wieder. Walking hat ihr Leben verändert.

Walking ist nicht nur ein anderes Wort für sportliches Marschieren oder eine neue Möglichkeit, Ihr Immunsystem zu stärken, den hohen Blutdruck zu senken, die Cholesterinwerte des Blutes zu verbessern und Ihre Vitalität dauerhaft zu erhöhen – Walking ist ein Lebensstil!

Hinter dem Walking verbirgt sich eine Philosophie, denn es hat den Zweck, Gesundheit und Fitness des Menschen zu verbessern, was wahrscheinlich eine Lebensanschauung ist. Walking lässt sich wie kein anderes Körpertraining ohne großen Material- und Zeitaufwand in den Tagesablauf integrieren und ist eine wirksame und einfache Trainingsmethode für fast alle.

Besonders angesprochen sind Leute, die sich selbst als »unsportlich« bezeichnen, und jene, die neu oder nach längeren Unterbrechungen wieder ein körperliches Training aufnehmen möchten. Vor allem ältere und übergewichtige Personen sind bereit, aktiv etwas für ihre Gesundheit zu tun – mit Walking sind sie im wörtlichen Sinne auf dem richtigen Weg. Denn Fitness ist für alle erreichbar, unabhängig von Alter, Gewicht oder körperlicher Verfassung.

Seit der 1. Auflage dieses Buches bis jetzt ist vieles gleich geblieben, doch einiges hat sich verändert. Grundsätzliches ist gleich geblieben, verändert haben sich Details. Das Einzige, was sich wirklich verändert hat, ist die Walking-Technik und damit auch das Walking-Publikum. Walking ist sportlicher und dynamischer geworden und hat sich als wirkungsvolle und ideale Sportmöglichkeit etabliert. Der häufigste Fehler beim Walking ist immer noch der Gleiche: Man macht es nicht oft genug.

Acht von zehn Personen verbessern ihre Fitness mit regelmäßigem Walking spürbar. Versuchen Sie Walking auch aus, es lohnt sich bestimmt!

Ich danke allen meinen Walking- und Nordic-Walking-Freunden für Anregung, Unterstützung und die glücklichen Stunden.

Urs Gerig

Walking ist für jede Altersgruppe geeignet.

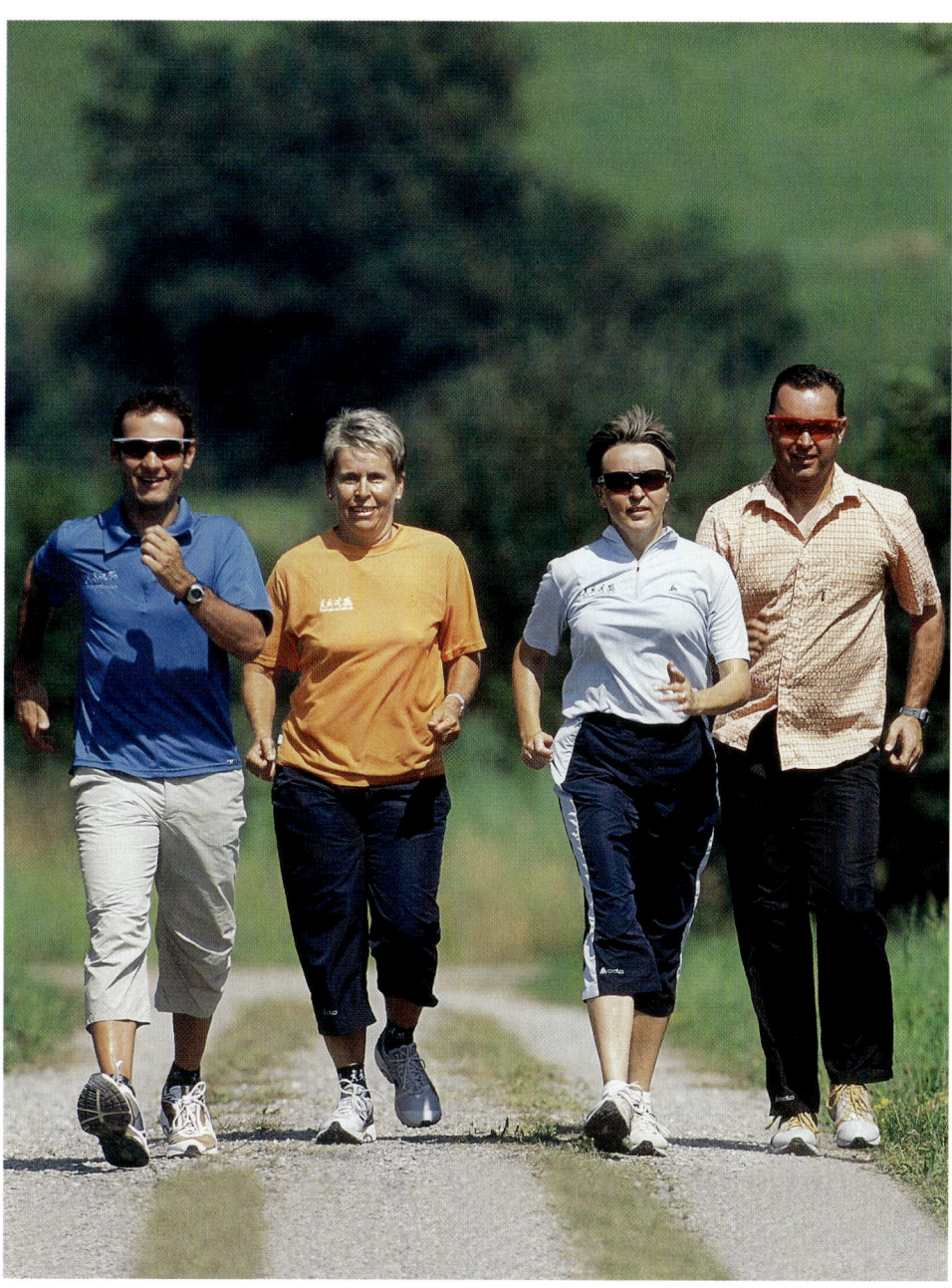

Walking – die neue Fitness-Lust

Walking als idealer Gesundheits- und Fitness-Sport

Leben ist Bewegung – und mehr Bewegung kann das Leben noch lebenswerter machen. Gesundheit und Wohlbefinden hängen in hohem Maße von körperlicher Aktivität ab. Um gesund zu werden oder zu bleiben, müssen Sie nicht jeden Tag einen Marathon laufen oder im Fitnesszentrum übernachten. Mäßige körperliche Arbeit schützt sehr viel besser vor gesundheitlichen Risiken als die beiden Verhaltensextreme Faulheit und Bequemlichkeit einerseits und intensiver Leistungssport andererseits.

Ein hohes Maß an Fitness schützt nicht besser vor Herzkrankheiten als ein mittleres, das schon durch 30 bis 60 Minuten zügiges Gehen pro Tag erreicht werden kann. Für die körperliche Fitness gilt offenbar nicht die Devise, dass mehr besser ist. Entscheidend ist, dass der Körper über ein Mindestmaß hinaus gefordert wird.

Walking kräftigt nicht nur nachweislich den Herzmuskel und vertieft die Atemzüge, sondern fördert auch die Spannkraft der Muskeln, speziell der Bein-, Hüft-, Gesäß-, Rücken- und Bauchmuskulatur. Es verbessert die Durchblutung und das Atemvolumen und hilft bei erhöhtem Blutdruck. Gesundheitsorientiertes Gehen lindert Stresssymptome, senkt den Cholesterinspiegel, vermindert das Risiko von Herzerkrankungen und beugt Osteoporose vor. Regelmäßiges Walken in Kombination mit einer angepassten Ernährung ist zudem ein sehr wirksames Mittel zur Gewichtskontrolle und wirkt positiv auf den Zucker- und Eiweißstoffwechsel. Richtig dosiertes Körpertraining stärkt wirksam das Immunsystem, fördert den Stoffwechsel und die Hormonausschüttung und ist vor allem in der Winterzeit eine einfache Vorbeugung gegen saisonbedingte Depressionen und Krankheiten. Ein Walking-Training hat positive Auswirkungen auf Intelligenz, Selbstwertgefühl und Gesundheit, und sogar schon zehnminütige Spaziergänge können die Stimmung deutlich anheben – das alles bei einem sehr niedrigen Verletzungsrisiko.

Im Rahmen einer Studie, die Dr. John Duncan, Sportphysiologe am Cooper-Institut für Aerobic-Forschung, durchführte, wurden 102 Frauen, die kurz vor den Wechseljahren standen, während sechs Monaten überwacht. Die Frauen wurden in vier verschiedene Versuchsgruppen eingeteilt; drei Gruppen, die ein Walking-Training aufnahmen, und eine Kontrollgruppe, die ihre bewegungsarme Lebensweise beibehielt. Die Walkerinnen absolvierten fünfmal wöchentlich eine Trainingsstrecke von 5 km Länge. Jede Gruppe erhielt eine andere Zeitvorgabe für diese Distanz, und zwar ein Tempo von 12,9 und 7,5 min/km. Für die anspruchsvollste Zeitvorgabe von 7 min/km absolvierten die Walkerinnen dieser Gruppe zunächst ein siebenwöchiges Training. So vorbereitet, schafften sie das gesteckte Ziel und bewältigten die 5 km regelmäßig in etwas mehr als 35 Minuten. Bald zeigte sich, dass bei der 12-Minuten-Gruppe die Herzfrequenz auf 55 % der voraussichtlichen maximalen Herzfrequenz anstieg; bei der 9-Minuten-Gruppe erhöhte sich die Herzfrequenz auf 68 %, und bei der Gruppe, die den Kilometer in 7,5 Minuten bewältigte, kletterte dieser Wert sogar auf 86 % der voraussichtlichen maximalen Herzfrequenz.

Nach sechs Monaten hatte sich die Kondition der Geherinnen, gemessen an der Sauerstoffaufnahmefähigkeit während der Trainingsphase, um die nachstehenden Prozentpunkte verbessert:

Am erstaunlichsten war die Tatsache, dass im Verlauf dieser sechs Monate, in denen die Frauen zusammen über 32 000 Kilometer zurücklegten, nicht eine einzige behandlungsbedürftige Muskel- oder Knochenverletzung auftrat. Walking – eine klassische

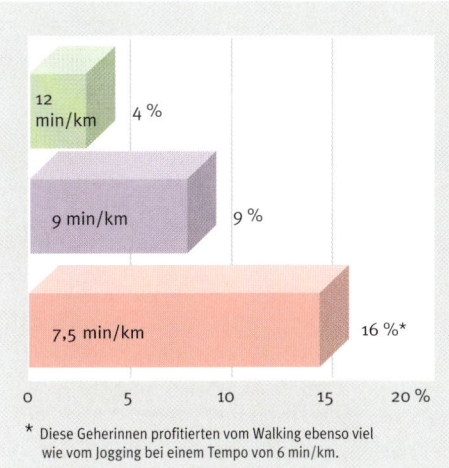

* Diese Geherinnen profitierten vom Walking ebenso viel wie vom Jogging bei einem Tempo von 6 min / km.

Ausdauersportart – kann genauso viel bringen wie Joggen, birgt aber ein wesentlich geringeres Verletzungsrisiko für Muskeln, Knochen und Gelenke in sich.

Gesund und fit mit schnellen Schritten

Der menschliche Organismus besteht aus zahlreichen Systemen, die ständig miteinander kommunizieren. Hunderte von Hormonen und andere Substanzen müssen in der richtigen Menge zur richtigen Zeit am richtigen Ort eintreffen. Zellen müssen sich teilen. Enzyme und Hormone werden für die Verdauung produziert, der Herzschlag muss reguliert und angepasst werden und vieles mehr.

Alle diese Vorgänge geschehen rhythmisch und zyklisch. Krankheit kann als Störung dieser Körperrhythmen definiert werden. Gemäß althergebrachter Theorien kann der Körper nur gesund sein, wenn sich alle Energien und Körperflüssigkeiten, einschließlich der Hormone und des Nervensystems, in Harmonie befinden. Nach den Vorstellungen der alten chinesischen Philosophie wird diese Ausgeglichenheit mit Yin und Yang zum Ausdruck gebracht. Gesundheit bedeutet also, vereinfacht gesagt, die Ausgewogenheit zwischen einem »Zuviel« und einem »Zuwenig«. Krankheit dagegen ist ein Ungleichgewicht, gekennzeichnet durch den Verlust an Harmonie.

In den letzten Jahrzehnten haben wir durch eine wahre Wissensexplosion immer genauer erfahren, wie unser Organismus aufgebaut ist und wie komplex seine Strukturen sind. Neueste medizinische Errungenschaften und moderne technische Geräte und Apparaturen werden eingesetzt, um den Menschen gesund zu machen. Doch helfen sie uns auch, gesund zu werden? Gesundheit ist ein immerwährender Prozess, und die Vorstellungen davon können sehr unterschiedlich sein. Gesundheit verlangt eine Lebensweise, die Rücksicht auf die Bedürfnisse des Organismus nimmt, ansonsten wird das körperliche und geistige Gleichgewicht langsam gestört, man wird krank. Nicht zu erkranken ist aber theoretisch einfacher, als wieder gesund zu werden, denn wenn etwas aus dem Gleichgewicht geraten ist, benötigt es mehr Energie, um wieder zum Ursprung zurückzukehren. Wer sich regelmäßig mit seinem Körper beschäftigt, dem fallen Veränderungen und Störungen schneller auf, und er kann entsprechende Maßnahmen zur Genesung schon frühzeitig ergreifen. Die Wiederherstellung der Harmonie von Körper, Seele und Geist sollte das Ziel aller Behandlungen sein.

Von all den verschiedenen Therapieformen, die ich im Laufe der Zeit gelernt und angewendet habe, um andere Personen gesund zu erhalten oder zu heilen, ist die Bewegungstherapie mit Abstand die wirkungsvollste Möglichkeit der Gesundheitsförderung. Walking ist in dieser Hinsicht schon fast genial. Die »Walking-Pille« hat große und komplexe Wirkungen ohne Nebenrisiken und ist von jedermann und -frau jederzeit und in jeder beliebigen Dosierung einzunehmen. Zudem ist diese »grüne Medizin« billig und belastet das Gesundheitsvorsorgesystem nicht bis zum totalen Kollaps, denn immerhin sind 85 % aller Krankheiten direkt auf die Lebensweise zurückzuführen. Das ist zwar eine bedenkliche Tatsache, andererseits kann aber jeder Einzelne seine Lebensgewohnheiten ändern und aktiv etwas für seine Gesundheit unternehmen.

Gesundheit ist nicht Schicksal! Das Leben und damit auch die Gesundheit ist nicht in einem statischen Gleichgewicht, sondern ein sich ständig erneuernder selbst organisierender Prozess. Die Verantwortung liegt nicht bei anderen, sondern beim Einzelnen selbst. Sie und ihre beiden Beine sind der beste Arzt, denn Gesundheit ist nur ein Nebeneffekt von richtigem Essen, richtiger Atmung und richtiger Bewegung.

Oft beginnt man erst spät, gegen das 40. oder 50. Lebensjahr, zu ahnen, wie wertvoll Gesundheit, Wohlbefinden und eine Verlängerung des Lebens sein können. Warten Sie nicht, bis Sie zu durstig sind, um zur Quelle zu laufen. Die Gesundheit in die eigenen Hände zu nehmen und langjährige Lebensgewohnheiten langsam zu verändern, verlangt zwar Entschlossenheit, den Glauben, es auch zu können, und eine gute Portion Mut, aber fürchten Sie sich nicht vor Rückschlägen oder Niederlagen. Nicht eingeplante Aus- und Zwischenfälle, die einen vom eingeschlagenen Weg abbringen, kommen immer wieder vor. Solchen Situationen werden Sie besser begegnen, wenn Sie mit ihnen rechnen. Im gesundheitsorientierten Sport ist nicht das Ergebnis das Wichtigste, sondern der Weg dorthin hat die größte Bedeutung. Das Streben nach Gesundheit und der immerwährende Versuch, seine Leistungsfähigkeit zu bewahren oder zu verbessern, stehen im Mittelpunkt. Fangen Sie nie an aufzugeben, und hören Sie nie auf anzufangen!

Neue Gewohnheiten auszuprägen ist ein langwieriger Prozess. Aber wenn Sie mehr oder weniger konsequent sind und ein wenig vorausplanen, wird das Walking für Sie bald zu einem wichtigen Bedürfnis werden. Je öfter Sie die angenehme, entspannende und energetisierende Wirkung des Walkings spüren, desto eher wird es Ihnen zur Gewohnheit werden. Abstrakte, in weiter Ferne liegende Ziele wie Fitness oder deutliche Gewichtsabnahme sind zwar geeignet, um sich mit Entschlossenheit für mehr körperliche Aktivität einzusetzen, doch sind es die kurzfristigen positiven Effekte, die ein Verhalten stabilisieren und über längere Zeit aufrechterhalten. Beim Walking kann das Empfinden des Wohlgefühls auch von Einsteigern sofort erfahren werden.

»Der Beginn einer Angewohnheit ist wie ein unsichtbarer Faden, aber jedesmal, wenn wir die Handlung wiederholen, fügen wir dem Faden eine weitere Faser hinzu, bis aus ihm ein starkes Seil wird, das uns unwiderruflich bindet – in Gedanken und Taten.«
(Orison Swett Marden)

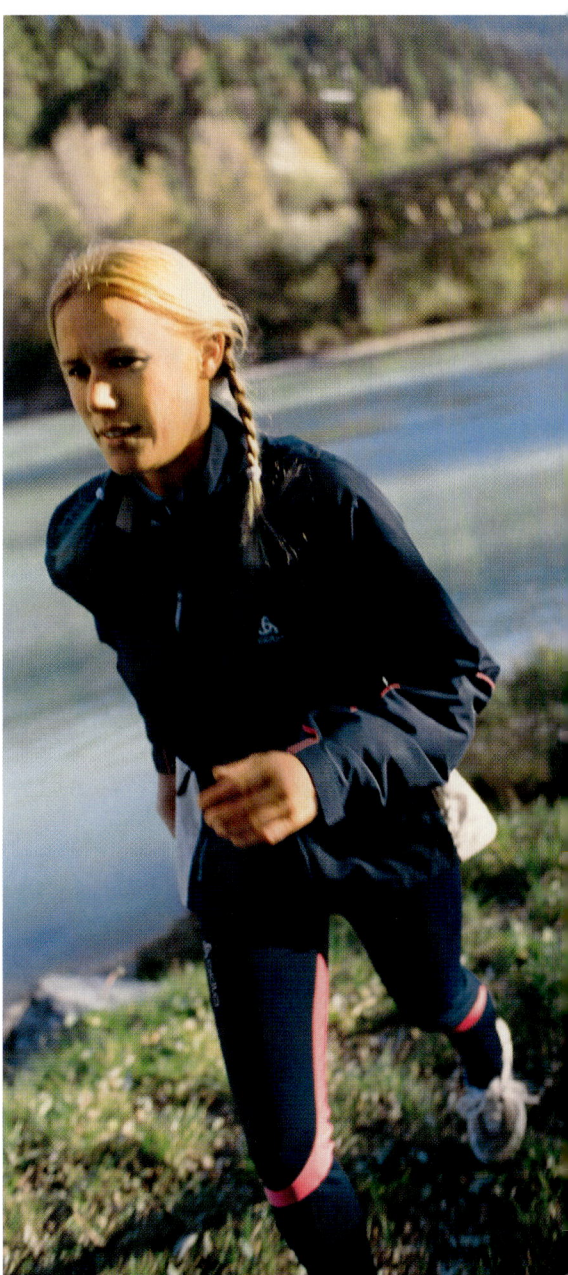

Walking in der kühleren Jahreszeit

Die Walking-Technik – einfach, aber nicht leicht

Ohne es zu wissen, sind Sie sicherlich auch schon »gewalkt«. Oder sind Sie noch nie zu spät aus dem Haus und mussten sich mit schnellen Schritten beeilen, um den Zug nicht zu verpassen? Das ist unge-

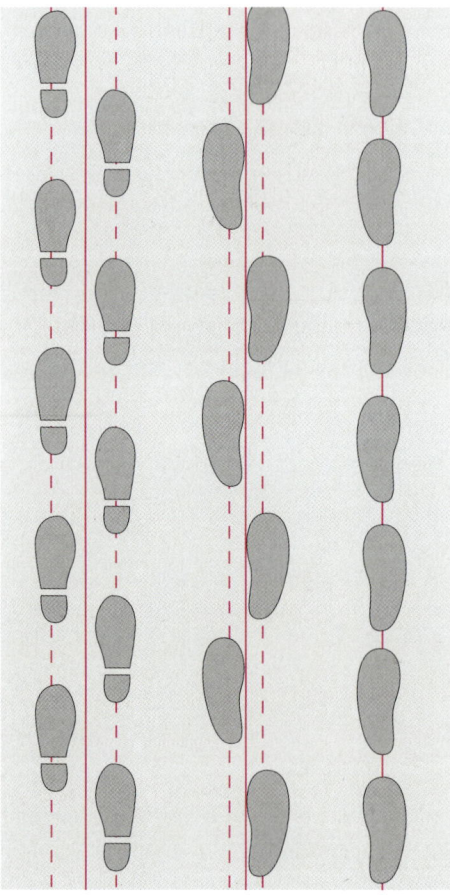

fähr das Tempo für die richtige Walking-Geschwindigkeit!

Walking ist bewusstes, schnelles Marschieren, in einem Geschwindigkeitsbereich, in dem es anfänglich fast einfacher wäre, langsam zu traben. Der Unterschied zwischen dem Alltag und einem Walking-Training liegt in der Zeitdauer und in der Einstellung. Während man in ersterem Fall nach ca. fünf bis zehn Minuten am Bahnhof ankommt und den Zug vielleicht glücklicherweise gerade noch knapp erwischt, geht man beim Walking-Training in dem eingeschlagenen Tempo weiter. Doch nach einigen Minuten zügigem Gehen wird es für den Körper aufwändig und anstrengend, sich in einem so ungewohnt schnellen Tempo zu bewegen. Der Energieaufwand steigt plötzlich an, und die Herzfrequenz erhöht sich um viele Schläge pro Minute. Der Atem wird dabei schneller und der Körper beginnt zu schwitzen. Hier beginnt erst das eigentliche Walking-Training. Richtiges Walken verbraucht mehr Energie, als Sie möglicherweise annehmen, vielleicht sogar mehr als das Joggen. Walking mit ma-

Je nach Geschwindigkeit setzen die Füße anders auf: normales Gehen (links), Fitness-Walking (Mitte), Geschwindigkeits-Walking (rechts)

ximaler Geschwindigkeit und Muskeleinsatz kann großartige Auswirkungen auf Ihr Befinden, Ihre Leistungsfähigkeit und den Kalorienverbrauch haben.

Wenn Sie das erste Mal in dem für Sie schnellstmöglichen Tempo walken, kann das sehr anstrengend sein. Wahrscheinlich werden Ihre Beine ermüden, bevor Ihr Herz-Kreislauf-System ausgelastet ist. In diesem Tempo möchten Sie wahrscheinlich am liebsten anfangen zu joggen und in den Laufschritt wechseln. Wenn Sie das tun, merken Sie, dass es einfacher und Energie sparender ist. Bei den meisten Menschen wechselt der Körper natürlicherweise bei einem Tempo von 8 bis 9 min/km in den Laufschritt, denn das Laufen benötigt weniger Energie. Der Kalorien- und Energieverbrauch beim Laufen ist nicht stark von der Geschwindigkeit abhängig und bei allen Geschwindigkeiten ungefähr gleich hoch. Beim Walken jedoch nimmt der Energieverbrauch geradlinig zu der Geschwindigkeit zu, bis die 8-min/km-Barriere erreicht wird. Dann steigt der Kalorien- und Energieverbrauch stark an. Die Steigerung der Geschwindigkeit von 9 $\frac{1}{2}$ min/km auf 8 min/km erhöht den Kalorienverbrauch um ca. 50 %. Bei einer Steigerung von 9 $\frac{1}{2}$ auf 6 $\frac{1}{2}$ min/km wird der Kalorienverbrauch sogar verdoppelt!

Wenn also ein Walker und ein Läufer Seite an Seite mit der gleichen Geschwindigkeit laufen, so verbraucht der Walker mehr Kalorien und Sauerstoff als der Läufer. Der Zweck des Trainings ist es nicht, vom Walken in das Energie sparende Laufen überzuwechseln. Im Gegenteil: Genau diese Geschwindigkeit sollte man versuchen aufrechtzuerhalten. Das ist natürlich nicht ganz einfach. Mit einer hohen Geschwindigkeit rhythmisch mit dynamischen und fließenden Bewegungen zu walken bedarf einiges an Übung! Die maximale Geschwindigkeit beim Fitness-Walking liegt bei ungefähr 6 bis 7 Minuten pro Kilometer und ist nur mit einer sehr dynamischen Walking-Technik zu erreichen.

Die unterschiedlichen Aufprallkräfte beim Walking und beim Jogging

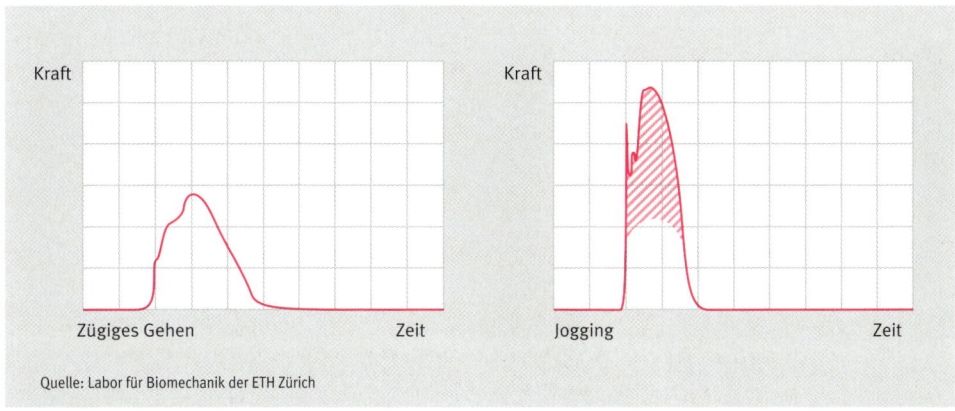

Quelle: Labor für Biomechanik der ETH Zürich

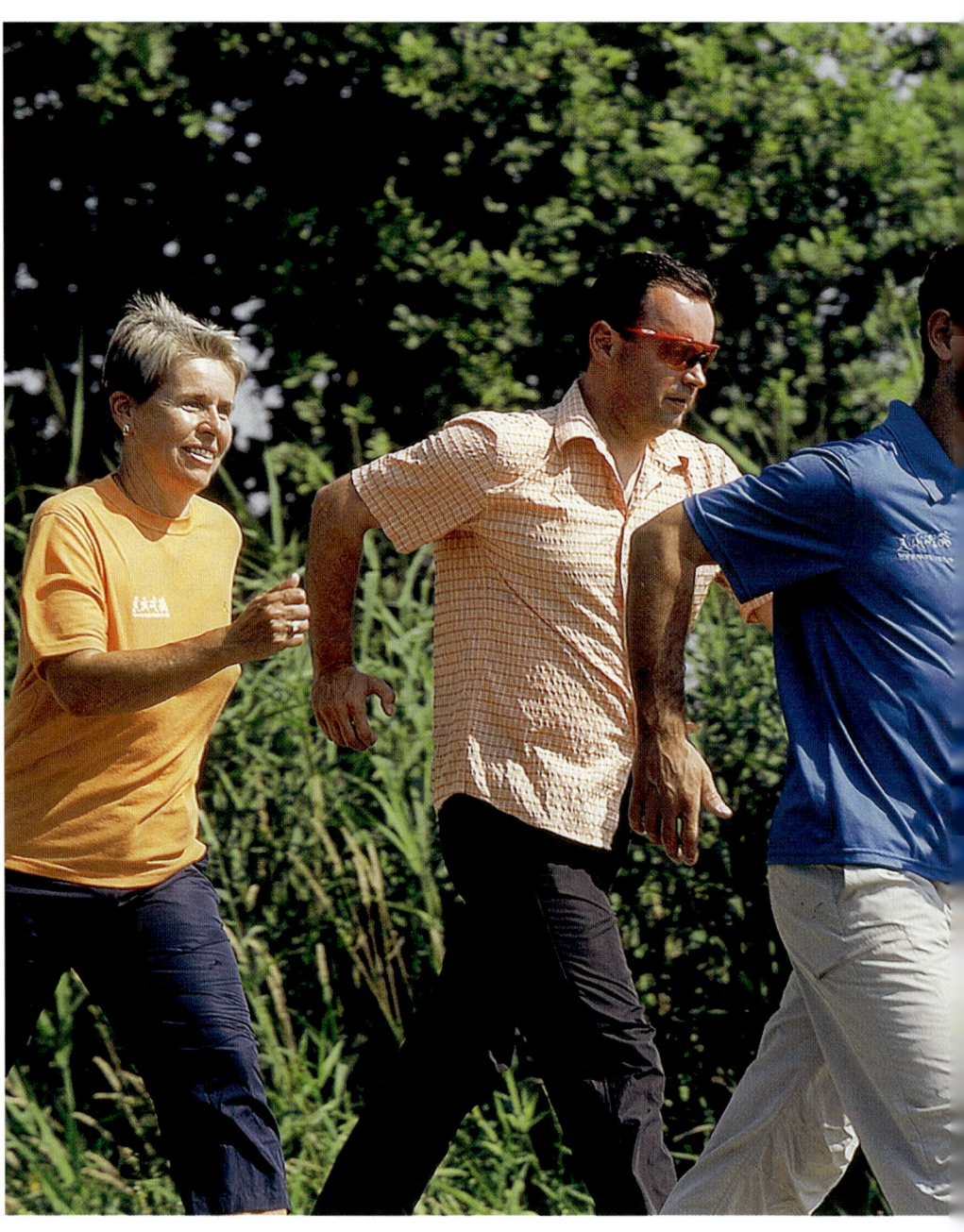

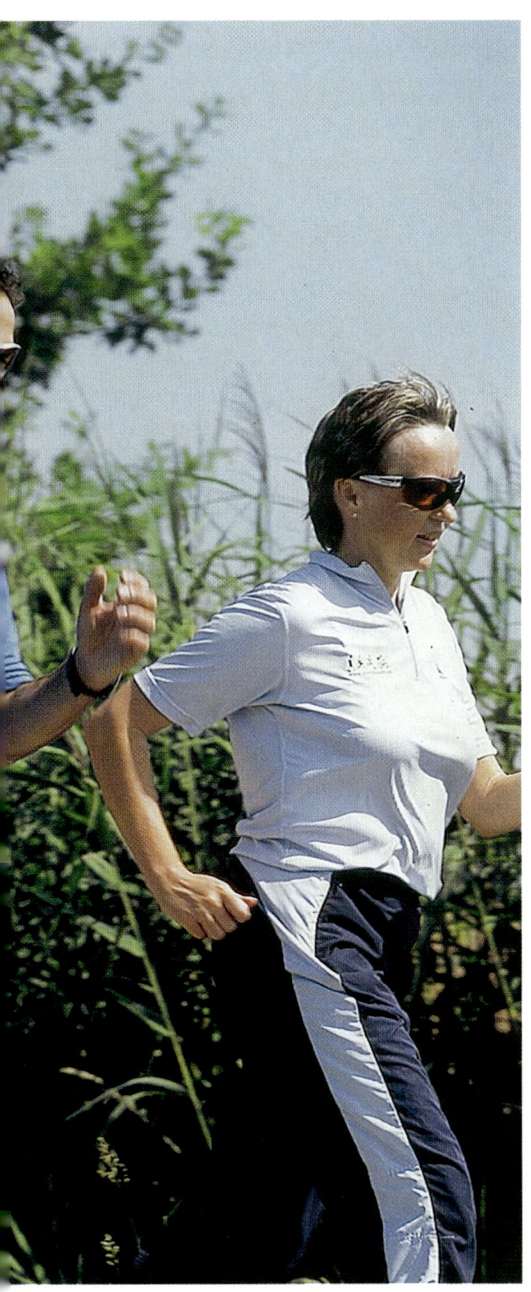

Auf die Haltung kommt es an

Im Unterschied zum Spazieren oder Wandern erfolgt das Walking in einer korrekten elastischen Haltung mit weichen, fließenden Bewegungen. Die »richtige« Haltung und auch die Vorstellung davon sind aber für jeden Menschen anders. Jeder Einzelne hat seine individuelle, für ihn bezeichnende Art, sich zu bewegen. Alle sind verschieden gebaut, und deshalb ist auch die ideale Körperhaltung für jeden verschieden. Trotzdem gibt es eine persönliche optimale Haltung. Der erste Schritt zum Erreichen einer besseren Haltung besteht in der Wahrnehmung des eigenen Körpers. Wenn Sie Ihre jetzige Haltung und Ihre gewohnten Bewegungsmuster kennen und verstehen lernen, wird Ihnen das neue Bewusstsein helfen, Ihre Haltung langsam zu optimieren.

Unser Skelett ist zweifellos ein Vierfüßlerskelett, also ursprünglich für die horizontale Lage gebaut. Die Aufrichtung in die Vertikale ist ein folgenschwerer Prozess (denken Sie an all die Rücken- und Kniebeschwerden, die daraus entstanden sind), von dem man oft den Eindruck erhält, er sei noch lange nicht abgeschlossen. Es könnte jedoch sein, dass gerade die komplizierte Aufgabe, den Menschen auf nur zwei Beinen aufrecht zu halten, die Entwicklung des Hirnes vorangetrieben hat.

Walking hält den ganzen Körper fit.

Bestimmte Körpermerkmale sind uns von der Natur in die Wiege gelegt worden. Die Länge, Breite und Tiefe des Oberkörpers, des Beckens, der Beine und Arme usw. sind eine Tatsache, denn mit zehn Jahren ist unsere grundsätzliche Körperhaltung bereits ausgeprägt. Die körperlichen Gegebenheiten müssen wir akzeptieren. Trotzdem ist die Körperhaltung weiterhin beeinflussbar. Aus einem gedrungenen kleinen Menschen wird sicher kein langer schmaler Riese; es ist aber durchaus möglich, ein wenig zu »wachsen« und seine Haltung und vor allem alltägliche Bewegungsabläufe (z. B. Sitzen und Heben) merklich zu verändern.

Der Kampf mit der Schwerkraft

Die Erdanziehungskraft ist die mächtigste Kraft, die unsere Körperhaltung beeinflusst. Wir sind uns ihrer nur deshalb so wenig bewusst, weil sie immer anwesend ist und sich nie verändert. Interessanterweise hat die Schwerkraft auch eine strukturgebende Wirkung. Bei Forschungen der NASA wurde z. B. herausgefunden, dass unser Körper bei einem längeren Aufenthalt im schwerelosen Weltraum allmählich seine typische Form verlieren und sich einer amorphen Kugelform annähern würde. Die Schwerkraft bewirkt also, dass wir länger und größer werden. Man könnte daher sagen, dass die Schwerkraft nicht nur eine »niederziehende«, sondern auch eine »aufrichtende« und erhebende Wirkung hat.
Viele Menschen kämpfen krampfhaft gegen sie an und leiden unter der Art, wie sie sich halten und bewegen. Andere geben sich geschlagen und laufen sichtlich ermüdet und mit hängendem Kopf herum. Alles, was nicht im Körperlot ist, muss ständig gegen die Schwerkraft kämpfen. Die ideale Körperhaltung ist aber diejenige, in welcher die einzelnen Skelettteile so nahe an der zentralen Achse ausbalanciert sind, wie es die individuelle Struktur erlaubt.

Vielleicht liegt es an der schwachen Muskulatur, an der Fußfehlstellung, an den Hüftgelenken, an zu kurzen oder zu schwachen Muskeln oder an der unbeweglichen Wirbelsäule, dass Sie nicht die gewünschte Haltung einnehmen können. Versuchen Sie herauszufinden, wo die Ursachen sind. Der Körper bildet eine Einheit, sodass eine Verschiebung in einem Bereich eine Verschiebung in einem anderen als Kompensation zur Folge hat, und andere Muskeln werden beansprucht, um diese neue Situation unter Kontrolle zu halten. Es entsteht eine Kettenreaktion. Diese Tatsache kann Ihnen helfen, die Körperhaltung zu verbessern. Wenn Sie eine Stellung zu viel Anstrengung kostet, so kann das nicht die für Sie geeignete Körperhaltung sein, denn wenn Sie mit Kraft eine Veränderung erzwingen, werden einzelne Partien überstrapaziert. Eine für Sie unnatürliche Haltung führt nur zu baldiger Ermüdung und zu Muskelverspannungen.

Idealerweise sollte nur ein möglichst kleiner Teil der Muskeln daran beteiligt sein, Sie in der aufrechten Stellung zu halten. Der größte Teil der Muskulatur sollte für die Fortbewegung verfügbar sein. Je ungünstiger die Körperhaltung ist, desto mehr Muskeln werden gebraucht, um diese beizubehalten. Die betreffenden Muskeln sind deshalb zwangsläufig stark überentwickelt, während andere verkürzen und verkümmern.

Das Becken – Fundament des Zweibeiners

Im Beckenbereich befinden sich das Körperzentrum und die größten und stärksten Muskeln des Körpers. Bewegungen, die im Becken ihren Ursprung haben, sind kraftvoll und koordiniert. Leichte Korrekturen der Beckenstellung haben frappante Auswirkungen auf die Hebelgesetze des Skeletts und beeinflussen die gesamte Körperhaltung. Spielen Sie damit! Versuchen Sie, Ihre natürlichen Wirbelsäulenkrümmungen zu spüren und zu sehen. Ein Spiegel oder ein Foto kann Ihnen dabei helfen. Machen Sie die nebenstehende »Beckenkipp-Übung«: Kippen Sie Ihr Becken weit nach vorn und anschließend weit nach hinten. Stellen Sie sich die Hüfte als eine Halbkugel oder noch besser als eine Schüssel vor, deren Inhalt Sie nach vorne bzw. nach hinten auskippen wollen. Ertasten Sie die beiden spitzen Knochen beim Übergang des hinteren Oberschenkelmuskels und der Gesäßfalte. Achten Sie darauf, wie sich die Position dieser sog. Sitzbeinknochen während der Beckenkippung verändert. Einmal zeigen sie nach hinten, das andere Mal nach vorn.
Merken Sie, wie sich auch die restlichen »Bausteine« des Körpers dadurch verändern? Diese wirksame Übung wird Ihnen auch bei der richtigen Sitzhaltung eine große Hilfe sein. Suchen Sie aber im Stehen oder während des Gehens nicht die beiden Extremstellungen, sondern finden Sie Ihre ganz persönliche Mittelstellung. Das ist die Position des Beckens, die in Ihrem Körper die größte Entspannung auslöst. Lassen Sie von »innen« her los und heben Sie den Brustkorb leicht an. Strecken Sie Ihre Wirbelsäule zum Himmel. Ein zu weit nach vorn gekipptes Becken überdehnt die Wirbelsäule und schafft Spannungen im unteren Rückenbereich. Kippt das Becken zu weit nach hinten, führt das zu einem flachen oder runden Rücken und einer Krümmung des oberen Rückenbereichs.
Das Gleichgewicht des Beckens ist für jeden Menschen mehr oder weniger verschieden. Während für einen »Flachrücken« ein betontes Beckenkippen nach vorn gut sein kann, kann es eine Belastung für den »Hohlrücken« sein.

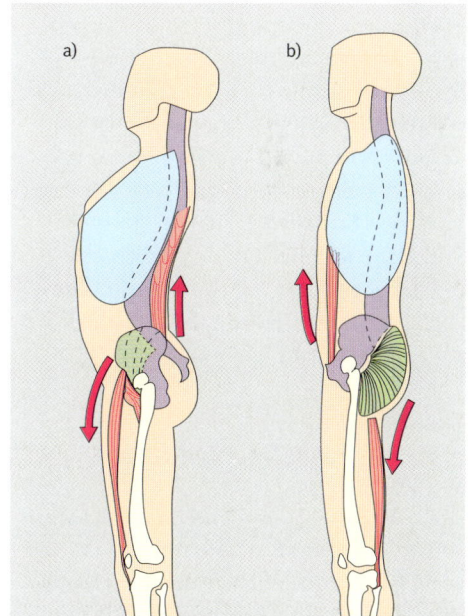

Beckenkipp-Übung:
Hohlrücken (a)
Flachrücken (b)

Betrachten Sie die Schwerkraft nicht als Feind, sondern als Verbündeten, wie ein Seiltänzer, der mit ihr spielt und balanciert. Achten Sie auf einen aufrechten, fast stolzen Gang. Gehen Sie wie ein König und nicht wie ein Bettler! »Öffnen« Sie Ihren Brustkorb und heben Sie das Brustbein leicht an, sodass sich die Bauchmuskulatur strecken muss und in der ganzen Länge gespannt ist. Mit dem bewussten Anheben des Brustbeins verändert sich auch die Stellung des Beckens. Vermeiden Sie dabei, die Schultern nach oben oder nach hinten zu ziehen. Die Schulter- und Nackenmuskulatur sollte immer entspannt sein. So wird sich der Kopf automatisch dem Körpermittelpunkt annähern und die Wirbelsäule und die rückgratstützende Muskulatur entlasten. Durch das Gewicht des Kopfes, das fast 10 % des Gesamtkörpergewichts ausmacht (ca. 6 kg), können sehr ungünstige Hebelwirkungen entstehen, wenn es nicht gleichmäßig auf den Körper verteilt ist. Schmerzhafte Muskelverspannungen und Körperfehlstellungen sind das Resultat. Halten Sie die Knie während der Landephase immer leicht gebeugt und »weich«. Rollen Sie mit der ganzen Breite des Vorfußes und des Ballens ab. Die Außenseite des Fußes stabilisiert dabei zuerst das Körpergewicht, bevor es über die ganze Fußsohle verteilt wird.

Der Armschwung macht den Unterschied

Wie beim Skilanglauf oder Eisschnelllaufen ist der Armschwung auch beim Walking sehr wichtig und wird vor allem von Einsteigern anfänglich noch zu wenig betont. Die Arme sind die Helfer der Beine und bilden zusammen mit den Schultern das Gegengewicht zu Beinen und Hüften. Der Armschwung bestimmt auch die Schrittfrequenz sowie die Schrittlänge. Pressen Sie einmal Ihre Arme an die Körperseite und laufen Sie nur mit den Beinen – Sie werden sofort merken, wie unterstützend die Arme auf die Beinarbeit wirken.

Variieren Sie mit dem Takt des Armschwungs und des Schritts. Die Schrittanzahl der Beine und damit die Gehgeschwindigkeit erhöhen sich automatisch, wenn Sie die Arme schneller bewegen. Das ist einer der Gründe, warum Geschwindigkeits-Walker die Arme rechtwinklig anheben. Auf diese Weise lassen sich die Armschwingungen noch mehr steigern, und das Schritttempo kann vergrößert werden. Konzentrieren Sie sich auf einen rhythmischen und harmonischen Bewegungsablauf. Laufen Sie locker und entspannt und versuchen Sie, den einmal eingeschlagenen Gehrhythmus konstant zu halten. Das Gehirn denkt nicht in Einzelbewegungen, sondern in ganzen Bewegungsabläufen. Es wird jeweils nicht nur ein Muskel aktiviert, sondern Muskelketten erhalten Aufträge zur Ausführung von komplexen Bewegungsmustern. Dies funktioniert fast unbemerkt nach dem Prinzip »Der Stärkere hilft dem Schwächeren«: Die schwachen Glieder in der Bewegungskette profitieren von ihren stärkeren Arbeitspartnern.

Rechte Seite und Seite 22:
Der Armschwung beeinflusst
den ganzen Bewegungsablauf.

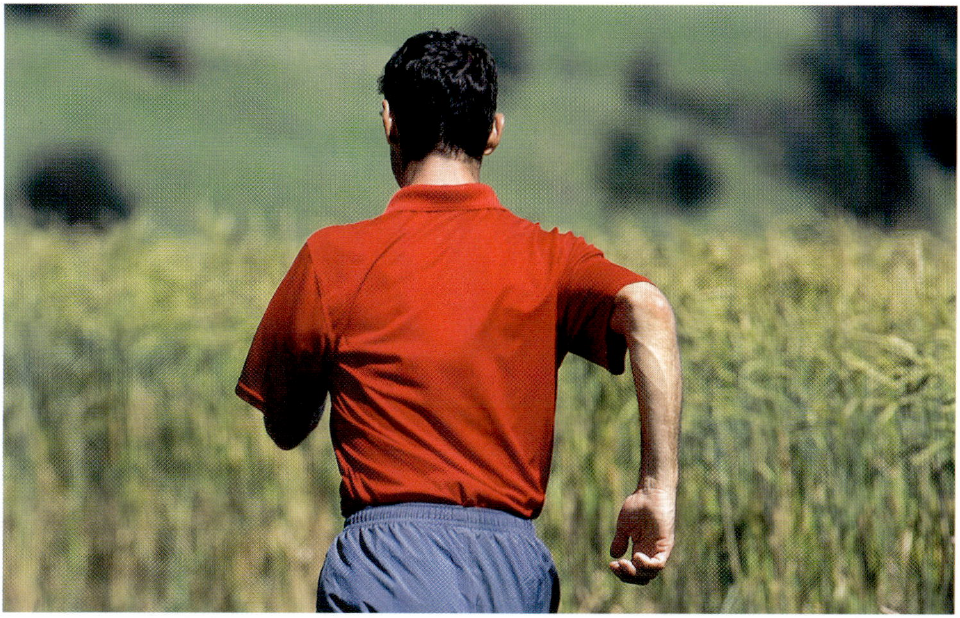

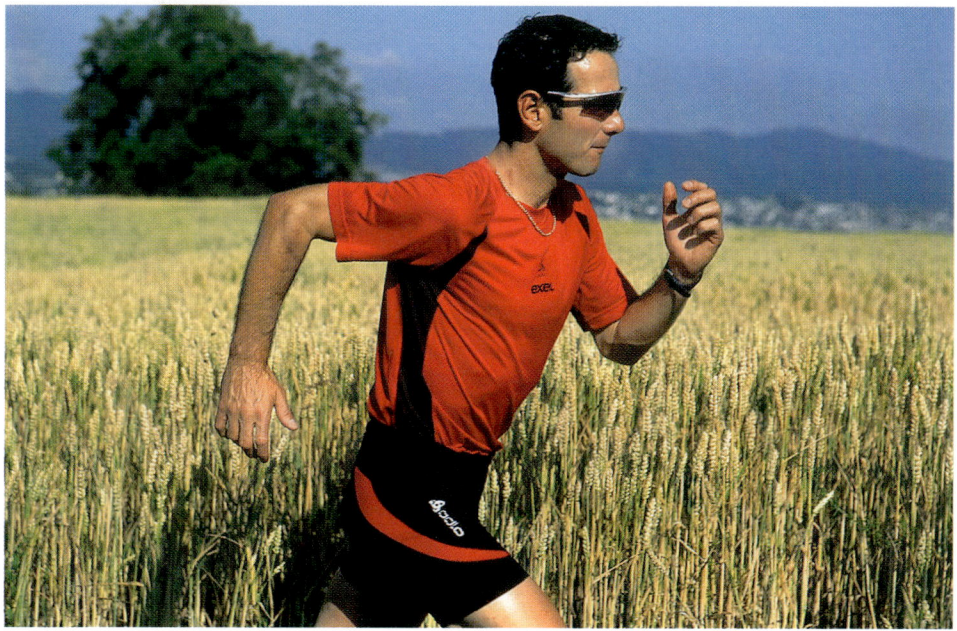

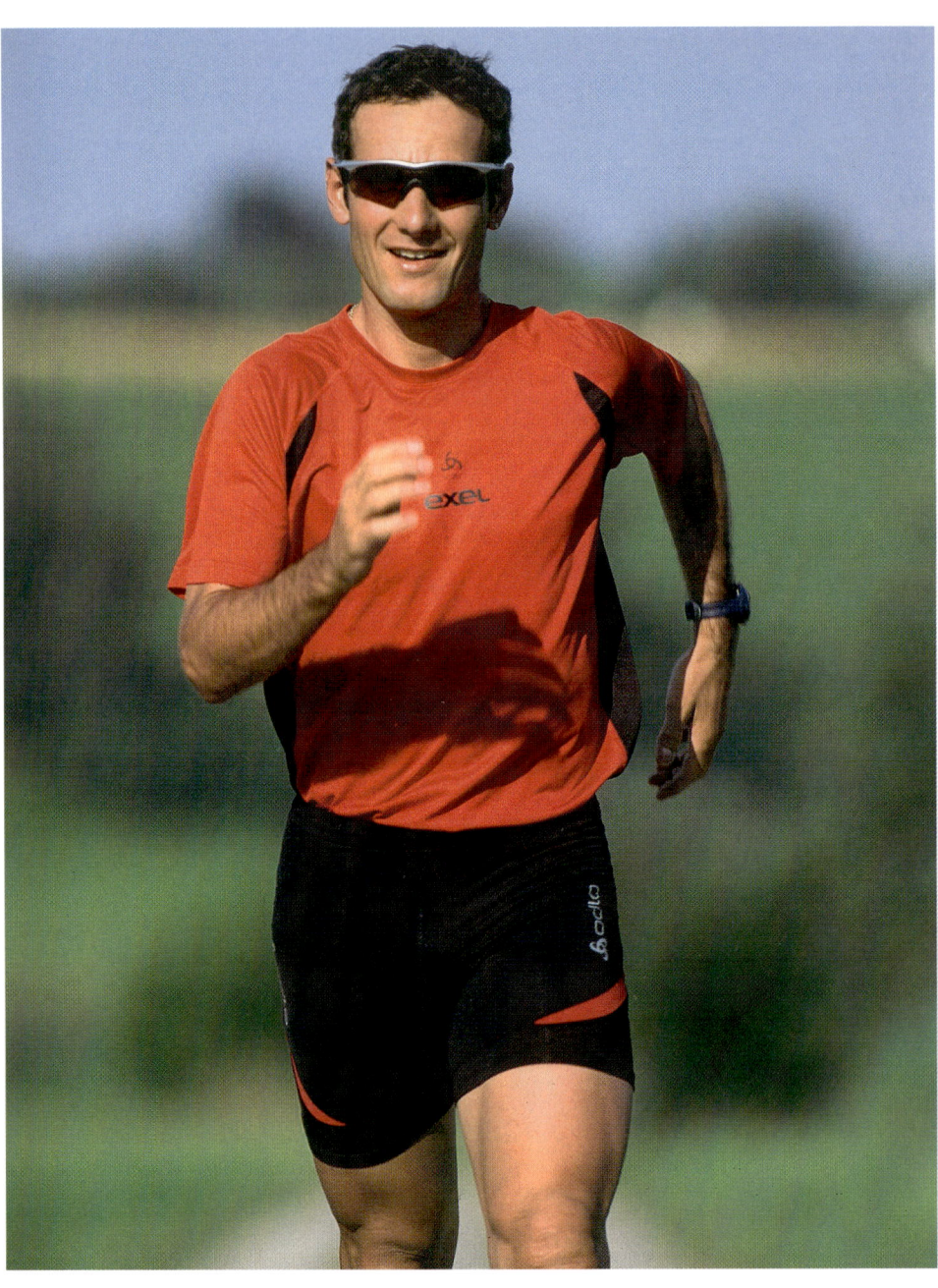

Die entsprechenden Muskeln werden nicht gleichzeitig, sondern nacheinander stimuliert. Nachdem der Muskel seine Funktion ausgeführt hat, entspannt er sich wieder. So werden die Muskeln »massiert«; es entsteht das Bild einer sich von Gelenk zu Gelenk fortpflanzenden »Welle«. Auf diese Weise geht keine Energie verloren, und die aufgewendete Kraft kann sich voll auf den Bewegungsablauf und dessen Ziel auswirken. Bei eintretendem Effekt ist der Körper bereits wieder entspannt und bewegungsbereit.

Lockeres, rhythmisches Armschwingen mit weit ausholenden Bewegungen ist eine ideale Möglichkeit, die Nackenmuskulatur zu mobilisieren und die Durchblutung zu steigern. Aus Erfahrung kann ich berichten, dass viele Walker auf diese Art und Weise eine spürbare Besserung erleben. Nackenschmerzen sind zwar in der Bevölkerung weit verbreitet, doch die Prognosen einer Linderung sind viel versprechend. Wenn Sie körperlich aktiv sind und frühzeitig eine effektive Behandlung beginnen, haben Sie gute Aussichten auf Schmerzfreiheit. Vielleicht ist auch für Sie das regelmäßige Walken die ideale Therapieform.

Versuchen Sie die Muskulatur, die beim Walking beansprucht wird, genau zu spüren. So entwickeln Sie Körperbewusstsein. Körperbewusstsein und Entspannungsfähigkeit hängen eng miteinander zusammen. Erst wenn man die Entspannung des Körpers in allen seinen Bereichen erlebt, wird das Erkennen (oder besser »Erspüren«) jedes Körperteils und seiner Bewegungsfunktion möglich. Das bedeutet demnach auch das Bewusstmachen und -werden so genannter »toter« Regionen. Das sind solche, die an unserem Körper- und Bewegungsgeschehen nicht im ausgewogenen Maße teilhaben. Stellen Sie sich Ihr Gehirn als gigantische Telefonzentrale vor, die Verbindungen zu Muskeln und Nerven herstellt. Auch wenn einzelne Muskulaturen (z. B. wenig gebrauchte oder sehr tief liegende) nicht »angeschlossen« sind, sollten sie immer wieder stimuliert werden. Auf jeden Befehl folgt eine Reaktion, auch wenn Sie es anfänglich noch nicht bemerken. Eines Tages wird jemand »den Hörer abnehmen«, der Muskel reagiert, wird in die Bewegung mit einbezogen und kann sich entwickeln. Wenden Sie diese Übung auch während alltäglicher Arbeiten an, um das Nervensystem dazu zu veranlassen, neue Nervenbahnen und Bewegungsmuster zu entwickeln. Versuchen Sie, Ihre weniger kontrollierte Körperhälfte mehr zu gebrauchen. Sie werden sehen: Mit der ungewohnten Hand die Zähne zu putzen oder die Schnürsenkel andersherum zu binden, ist gar nicht so einfach.

Mit kürzeren Schritten werden Sie schneller! Experimentieren Sie mit der Schrittlänge. Wählen Sie eine Schrittlänge, die Ihnen angenehm ist. Versuchen Sie, für ein flüssiges und zügiges Trainingstempo Ihre Gehtechnik dem Gelände anzupassen (bergan: kurze Schrittlänge/leichte Körpervorlage, bergab: längere Schritte/nicht zu starke Rücklage). Lassen Sie die Beine bei jedem Schritt natürlich und weit ausgreifen, aber vermeiden Sie übertriebenes Hüftschwenken.

Auf Seite 25 finden Sie einige »Trockenübungen«, wie Sie Ihre Haltung optimieren können. Machen Sie sie sowohl mit offenen als auch mit geschlossenen Augen.

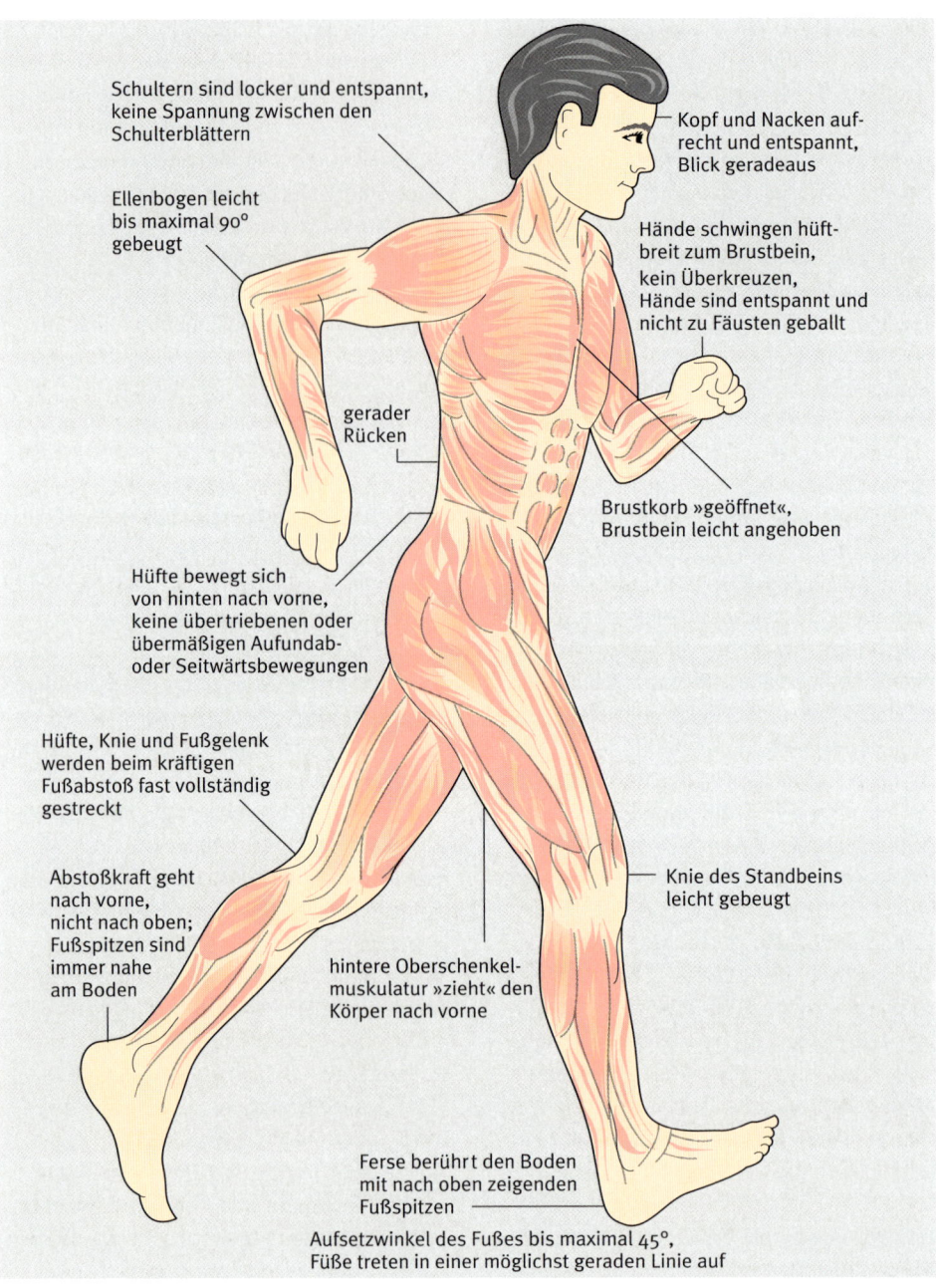

Schultern sind locker und entspannt, keine Spannung zwischen den Schulterblättern

Kopf und Nacken aufrecht und entspannt, Blick geradeaus

Ellenbogen leicht bis maximal 90° gebeugt

Hände schwingen hüftbreit zum Brustbein, kein Überkreuzen, Hände sind entspannt und nicht zu Fäusten geballt

gerader Rücken

Brustkorb »geöffnet«, Brustbein leicht angehoben

Hüfte bewegt sich von hinten nach vorne, keine übertriebenen oder übermäßigen Aufundab- oder Seitwärtsbewegungen

Hüfte, Knie und Fußgelenk werden beim kräftigen Fußabstoß fast vollständig gestreckt

Abstoßkraft geht nach vorne, nicht nach oben; Fußspitzen sind immer nahe am Boden

Knie des Standbeins leicht gebeugt

hintere Oberschenkelmuskulatur »zieht« den Körper nach vorne

Ferse berührt den Boden mit nach oben zeigenden Fußspitzen

Aufsetzwinkel des Fußes bis maximal 45°, Füße treten in einer möglichst geraden Linie auf

➤ Stehen Sie in einer ungünstigen, »bequemen« Position (Rundrücken, hängende Schultern). Versuchen Sie, das Aufrichten mit Hilfe der Bauchmuskulatur einzuleiten. Bringen Sie die Schultern vom Bauch her hoch, und drücken Sie Ihr Brustbein leicht nach vorn und nach oben. Erlauben Sie der Wirbelsäule, vom Rumpf aus länger zu werden. Entwickeln Sie ein Gefühl für die Wichtigkeit der Bauchmuskulatur, vor allem für den oberen Teil nahe am Brustkorb, der Sie in der aufrechten Stellung hält. Weichen Sie nicht aus, indem Sie einfach die Schultern hochziehen. Atmen Sie tief und bewusst.

➤ Stellen Sie sich Ihren Kopf als einen Luftballon vor. An diesem Luftballon ist ein Faden befestigt, der durch die Wirbelsäule läuft. Dieser Faden zieht beim Sichaufrichten und Gehen jeden einzelnen Wirbel hoch, die Wirbelsäule wird gestreckt.

➤ Beim aufrecht stehenden Menschen haben die Schultern die Tendenz, nach vorn abzusinken und damit das Brustbein gegen die Organe zu pressen. Schieben Sie das Brustbein leicht nach vorn und nach oben, und stellen Sie sich vor, wie es breit lächelt, der Brustkorb sich weitet und der Rücken ebenfalls breit wird. Die Schultern sollten nach hinten abwärts hängen, und zwar völlig entspannt. So kann das volle Gewicht der Arme auf die Brustbeinstellung einwirken.

➤ In einer aufrechten und entspannten Haltung werden die Füße größer. Versuchen Sie zu spüren, wie diese sich von Verkrampfungen lösen und sich entspannen. Verteilen Sie Ihr Körpergewicht gleichmäßig auf Beine und Füße. Stehen Sie mehr auf dem rechten oder dem linken Fuß, vorn mehr als hinten, mehr auf den Außen- oder Innenkanten?

➤ Nehmen Sie abwechselnd Extrempositionen ein (Rundrücken/Flachbrust, Hohlkreuz/Soldatenbrust). Entwickeln Sie ein Gefühl für verschiedene Körperhaltungen, denn automatisierte Fehlhaltungen und chronische Schmerzen werden vom Körper kaum noch wahrgenommen. Durch Übertreiben dieser Fehlhaltungen oder -bewegungen wird das Gehirn dazu gezwungen, die »Fehlprogrammierung« der Körperhaltung wieder wahrzunehmen und zu korrigieren. Denken Sie dabei zusätzlich in Bildern, denn visuelle Vorstellungen prägen sich schnell und dauerhaft ein.

Die Walking-Technik in wenigen Worten

Beim Walken ist es ähnlich wie beim Schwimmen: Viele Menschen können schwimmen, doch die wenigsten können es richtig. Um Ihre Walking-Technik zu verbessern, müssen Sie lernen, die Bewegungen Ihrer Muskeln und Gelenke zu optimieren und deren Kraft und Energie in Vorwärtsenergie auszunutzen. Dadurch werden Sie schneller, länger und mit noch weniger Beschwerden walken. Um eine Technik zu erlernen, braucht es regelmäßiges Üben, Körperwahrnehmung und viel Geduld. Doch keine Angst, mit jedem bewussten Walking-Training lernen Sie ein wenig mehr dazu.

Die »richtige« Haltung beim Walking

➤ Walken Sie mit Spaß. Vermeiden Sie Anspannungen oder übermäßige Kraftanspannung.

➤ Achten Sie auf einen aufrechten, entspannten Gang: Gehen Sie stolz wie ein König und nicht wie ein Bettler!

➤ Vermeiden Sie dabei, die Schultern nach oben oder nach hinten zu ziehen. Die Schulter- und Nackenmuskulatur sollte immer entspannt sein.

➤ »Öffnen« Sie Ihren Brustkorb und heben Sie das Brustbein leicht an, sodass sich die Bauchmuskulatur strecken muss und in ihrer ganzen Länge gespannt ist.

➤ Atmen Sie bewusst und regelmäßig. Lassen Sie die verstärkte Atmung zu und konzentrieren Sie sich auf einen tiefen und natürlichen Atemfluss. Finden Sie Ihren eigenen, an die Schrittfrequenz angepassten Rhythmus.

➤ Unterstützen Sie mit den Armen die Beinarbeit! Je intensiver das Walking, umso mehr werden die Arme angewinkelt (bis zu 90 Grad).

➤ Achten Sie auf eine korrekte, elastische Haltung mit weichen, fließenden Bewegungen.

➤ Profitieren Sie von einer leichten Körpervorlage, mit welcher alles ein wenig einfacher geht. Stehen Sie aufrecht, doch schieben Sie Ihren Körperschwerpunkt ein wenig nach vorne, sodass mehr Gewicht auf Ihrem Vorfuß liegt und die Fersen sich fast vom Boden heben. Laufen Sie in dieser Position los und finden Sie Ihre persönliche ideale Körpervorlage, bei welcher der Vortrieb am größten ist.

➤ Gehen Sie für eine kurze Zeit mit übertrieben langen und anschließend mit übertrieben kurzen Schritten. So finden Sie die für Sie ideale Schrittlänge.

➤ Rollen Sie über Ferse und Großzehe ab. Fortgeschrittene: Beim Aufsetzen die Fußspitzen in Richtung Schienbein ziehen und kräftig aus dem Fußgelenk abstoßen.

➤ Schauen Sie fortgeschrittenen Walkern zu und studieren Sie dabei deren Bewegungen.

➤ Versuchen Sie, sich falsche Gewohnheiten und nicht optimale Bewegungsmuster abzugewöhnen.

➤ Lernen Sie neue Muskeln zu gebrauchen und bekannte Muskeln noch intensiver und bewusster zu beanspruchen.

➤ Beziehen Sie möglichst Muskeln in die Bewegung mit ein. Dadurch werden der Sauerstoffverbrauch, die Herzfrequenz und der Trainingseffekt gesteigert.

➤ Für Einsteiger: Haben Sie Geduld! Rechnen Sie mit einigen Wochen oder gar Monaten, in denen Sie genügend Kraft und die nötige Technik entwickeln, um sich bei der angestrebten Geschwindigkeit wohl und vital zu fühlen.

➤ Für Fortgeschrittene: Versuchen Sie, Ihre maximale Laufgeschwindigkeit zu erreichen, diese möglichst lange aufrechtzuerhalten und nicht in den Laufschritt überzugehen.

Bergabgehen

Beim Bergabgehen können die Aufprallkräfte schnell auf das Mehrfache des Körpergewichtes ansteigen. Beim Bergabgehen muss das gesamte (beschleunigte) Körpergewicht bei jedem Schritt von der Muskulatur abgebremst werden. Das Gleiche geschieht beim Landen nach einem Sprung. Bergablaufen löst vor allem bei Ungeübten am häufigsten Muskelkater aus. Damit Rücken, Gelenke und Muskeln geschont werden, ist die richtige Technik beim Bergabgehen besonders wichtig. Achten Sie auf Folgendes:

➤ Gehen Sie in dem Gelände angepasster leichter Rücklage.

➤ Machen Sie sehr kleine Schritte.

➤ Gebrauchen Sie Ihre vordere Oberschenkelmuskulatur bewusst, um die Kräfte abzubremsen.

➤ Schwingen Sie nur noch leicht mit Ihren Armen und gehen Sie langsam.

➤ Wichtig: Halten Sie Ihren Körperschwerpunkt möglichst niedrig, indem Sie Ihre Knie immer stark beugen. Stoßen Sie nicht mit dem hinteren Bein ab, denn so katapultieren Sie Ihre Hüfte in die Höhe und verstärken die Aufprallkräfte.

➤ Versuchen Sie es einmal mit rückwärts gehen. Rückwärts bergab gehen schont die Gelenke, kräftigt außerdem die entgegengesetzten Muskeln und sorgt für mehr Ausgewogenheit der Beinmuskulatur.

Zählen Sie Ihre Schritte

Die Schrittlänge ist ein guter Messwert, um die individuelle Technik zu bestimmen. Walken Sie sich gut ein und steigern Sie langsam Ihre Gehgeschwindigkeit, bis Sie Ihr ideales Trainingstempo gefunden haben. Zählen Sie nun 1 Minute lang Ihre Schritte (z.B. rechtes Bein multipliziert mit 2). Einsteiger walken oft mit ca. 110–130 Schritten pro Minute. Schrittkadenzen für Fortgeschrittene liegen im Durchschnitt zwischen 140–155 Schritten pro Minute. Ideal ist es, wenn Sie gleichzeitig zu Ihrer Schrittkadenz auch Ihren Belastungspuls messen können.

So haben Sie zwei einfach zu bestimmende Ausgangswerte, um Ihr Training zu steuern und Ihr Leistungsvermögen zu bestimmen. Liegt die Anzahl Schritte pro Minute zu tief, dann steigt die Herzfrequenz nicht genug an (z.B. 115 Schritte pro Minute und nur 110 Herzschläge pro Minute bei einer 40-jährigen Person), um einen wirkungsvollen Trainingseffekt zu erzielen. Versuchen Sie deshalb mit einer verbesserten Technik und intensiverem Armeinsatz Ihre Schrittkadenz und Ihre Herzfrequenz pro Minute zu steigern.

➤ Walken Sie zügig in flachem Gelände und finden Sie einen guten Rhythmus.

➤ Zählen Sie Ihre Schritte während 60 Sekunden (z.B. jedes Auftreten des rechten Beines multipliziert mit 2 = Anzahl der Schritte pro Minute).

➤ Gehen Sie eine Weile gemütlich und wiederholen Sie den Test.

➤ Versuchen Sie Ihre Schrittkadenz um ca. 10 Schritte pro Minute zu erhöhen. Wie fühlen Sie sich bei dem höheren Tempo?

➤ Wiederholen Sie den Test nach Bedarf und steigern Sie die Geschwindigkeit nochmals um ca. 5–10 Schritte.

➤ Nehmen Sie die Tabelle von Seite 40 (die 5 Intensitätsstufen) zur Hilfe, um die richtige Trainingsbelastung zu bestimmen.

Richtig atmen – gesünder leben

Wir leben in einer hektischen Zeit, die im wortwörtlichen Sinne atemlos macht: Viele Menschen haben deshalb das Gefühl für das richtige Atmen verloren. In der Regel atmen wir flach und angespannt. Erst wenn der Atem nicht mehr richtig funktioniert, z.B. bei Krankheiten wie Schnupfen, Asthma oder Bronchitis, wird uns deutlich, wie lebensnotwendig er ist.

Den meisten Menschen fällt es relativ schwer, in den Bauch zu atmen – die Atembewegung erfolgt stattdessen durch Weiten der Brust und Heben der Schultern. Dadurch wird jedoch nur ein kleiner Teil der Lunge belüftet. Außerdem entstehen durch das ständige Heben der Schultern Verspannungen im Nackenbereich.

Was aber oft noch schwerer fällt, ist ein tiefes Ausatmen, denn die Einatmung erfolgt ziemlich automatisch. Wenn Sie jedoch nur wenig verbrauchte Luft ausatmen, können Sie Brust und Bauch noch so sehr verwölben – die Atmung wird dadurch nicht tiefer.

Bei der Einatmung wird Luft – ein Gasgemisch – aufgenommen, zum Gasaustausch in die Lungen gebracht und wieder ausgeatmet. Wir nehmen aus der Luft Sauerstoff auf und geben mit der Ausatemluft Kohlendioxid ab. Da das Atmen zumeist unwillkürlich geschieht, ist eine übergeordnete Steuerinstanz erforderlich, welche den automatischen, störungsfreien Ablauf der Atmung garantiert. Diese Aufgabe kommt dem Atemzentrum zu. Es wird u.a. durch Sauerstoffmangel angeregt. So registrieren feinste Messfühler in der Halsschlagader und der großen Körperschlagader ein Absinken des Sauerstoffdrucks im Blut und informieren das Atemzentrum. So werden Sie etwa während des Walkings dazu veranlasst, Ihre Atmung zu steigern.

Bewusstes Atmen nimmt in Ausdauersportarten eine Schlüsselfunktion ein, denn Bewegung und Atmung sind eng miteinander verknüpft, sie bedingen und ergänzen einander. Richtiges Atmen kurbelt nicht nur Kreislauf und Stoffwechsel an, sondern wirkt auch ausgleichend auf das Nervensystem.

Die Brustatmung

Grundsätzlich kennt man zwei eigentliche Atemmethoden. Die Brustatmung wird immer noch von vielen Menschen irrtümlicherweise als richtiges Atmen angesehen und ist weit verbreitet. »Unsportliche« Personen, die nur Alltagsarbeiten verrichten und einen niedrigen Sauerstoffumsatz haben, kommen mit dieser Atemtechnik auch ganz gut zurecht. Bei der Brustatmung bläht sich der Brustkorb unter gleichzeitigem Hochziehen der Schultern auf, der Bauch wird eingezogen. Obwohl der Brustkorb kein fester Block, kein Brust-Kasten, sondern ein bewegliches Geflecht ist, werden die Bewegungen während des Atmungsablaufs durch die Rippen-knochen eingeschränkt. Sie verhindern einen natürlichen Atemfluss von unten nach oben durch den Rumpf. Durch reine Brustatmung wird die Tätigkeit des Zwerchfells vernachlässigt und es beginnt zu erschlaffen. Zudem verkürzt sich durch die Verlagerung auf den Brustraum die Muskulatur der Körperrückseite, wodurch die Atmung in den Rücken erheblich eingeschränkt wird.

Die Zwerchfellatmung

Die Zwerchfellatmung wird oft mit der so genannten »Bauchatmung« gleichgesetzt. Umgangssprachlich versteht man unter Bauchatmung eine Art der Atmung, bei welcher sich die Bauchdecke abwechselnd hebt und senkt. Der Begriff Bauchatmung ist allerdings unzutreffend, da die Bauchmuskulatur selbst keinen aktiven Anteil am Atemgeschehen hat. Vielmehr wird sie durch die Kontraktion des Zwerchfells bewegt. Deshalb spricht man in diesem Zusammenhang korrekterweise von »Zwerchfellatmung«.
Die Zwerchfellatmung ist die natürlichste und ökonomischste Atemweise, überhaupt die Grundlage des Atemvorganges. Sie ist die Atemform, die beim Säugling (in Ruhe) zu beobachten ist. Die Bauchdecke hebt sich bei der Einatmung sanft, um sich bei der Ausatmung wieder zu senken. Beim Zwerchfell handelt es sich um einen Muskel, der Bauch- und Brustraum voneinander scheidet. Das Zwerchfell verläuft also quer durch den Körper, besitzt jedoch zwei Kuppeln, die in den Brustbereich ragen. Wenn es sich beim Einatmen zusammenzieht, flachen die-

se Kuppeln ab, und es weitet sich in den Bauchraum hinein aus: Der Bauch wird nach unten und nach außen gedrückt. Beim Ausatmen kommt das Zwerchfell zurück in die Ausgangsposition: Der Bauch breitet sich wieder nach oben aus und flacht ab. Vereinfacht lässt sich das Zwerchfell mit einem umgedrehten Plastikeimer vergleichen, welcher durch das Einatmen eingedellt wird und durch das Ausatmen zu seiner ursprünglichen Form zurückfindet.
Wenn wir die Zwerchfellatmung einsetzen, können wir deutlich die Bewegungen des Bauches beobachten und mit unseren Händen spüren. Zwerchfellatmung beinhaltet neben einer starken Bewegung der Bauchmuskulatur auch eine Aktivierung der Brustkorbmuskulatur. Sie ist immer auch leichte Brustatmung: So kontrahiert sich durch die Arbeit des Zwerchfells vor allem die untere Zwischenrippenmuskulatur. Die Zwerchfellatmung besitzt in erster Linie eine beruhigende und entspannende Wirkung. Wenn wir im Alltag angespannt und nervös sind, hilft sie uns, den Kontakt zu unserer Mitte wiederzufinden. Auf diese Weise können festgehaltene Energien allmählich aus dem Körper abfließen: Wir fühlen uns wieder in uns zu Hause.
Darüber hinaus werden wir bei Müdigkeit und Abgeschlagenheit durch die Zwerchfellatmung auf angenehme Weise belebt und ermuntert, denn durch die Konzentration auf den Atem wird dieser gleichmäßiger, und unserem Organismus werden in verstärktem Maße neue Lebenskräfte zugeführt. Die Bauchorgane werden kontinuierlich massiert, indem verbrauchtes Blut aus ihnen herausgedrückt und für dessen Weiterbeförde-

rung gesorgt wird. Der Transport der für die Verdauungsvorgänge bedeutsamen Gallenflüssigkeit (die in der Leber produziert wird) in die Gallenblase bzw. in den Darm wird unterstützt. Ebenso wird die Weiterleitung der in der Bauchspeicheldrüse gebildeten Verdauungsenzyme in den Darm angeregt. Schließlich wird auf diese Weise natürlich auch die Arbeit des Darms wesentlich erleichtert. Daher ist bewusstes Atmen eine wunderbare Vorbeugung gegen die allzu häufig auftretende Darmträgheit.

Das Herz wird durch die Muskulatur des Zwerchfells entlastet, da ihm das Zwerchfell bei seiner Pumparbeit behilflich ist. Darüber hinaus wird es zugleich durch die Bewegung des Zwerchfells gekräftigt. Mit jedem Ausatmen wird es zusammengedrückt, mit jedem Einatmen wieder von diesem Druck befreit. Bewusstes Atmen bedeutet also sowohl Entlastung als auch Gymnastik für das Herz. Durch seinen regulierenden Einfluss auf die Herztätigkeit stellt es eine ausgezeichnete Unterstützung bei allen Herz-Kreislauf-Störungen dar.

Durch bewusstes Atmen wird auch die Wirbelsäule systematisch trainiert. Bei der Einatmung wird die Wirbelsäule gestreckt, bei der Ausatmung wird sie wieder etwas zusammengezogen. Der Körper kann sich auf natürliche Weise aufrichten, Haltungsschäden werden vermieden.

Vor allem werden die zwischen den einzelnen Wirbelkörpern liegenden Bandscheiben besser versorgt. Sie bleiben so elastischer und haltbarer. Damit wird ihrer übermäßig schnellen Abnutzung und einer daraus resultierenden geringeren Beweglichkeit der Wirbelsäule auf sinnvolle Weise vorgebeugt.

TIPPS

• *Üben Sie die Zwerchfellatmung nicht nur während des Walkings, sondern beziehen Sie sie in Ihren Lebensalltag mit ein. Halten Sie im Verlauf des Tages immer wieder einmal einen Augenblick inne, um sich Ihrer Atmung bewusst zu werden. Wie geht Ihr Atem beim Aufräumen der Wohnung, bei der Arbeit, beim Einkaufen oder während des Essens?*
• *Stimmen Sie Ihren Atemrhythmus auf Ihre Schrittbewegungen ab. Atmen Sie je nach Leistungsfähigkeit und Gehgeschwindigkeit zwei, drei oder vier Schritte lang aus, legen Sie eine kurze Atempause ein, und atmen Sie zwei, drei oder vier Schritte lang wieder ein. Überlassen Sie anfänglich dem Körper die Länge der Atemzüge, und gestatten Sie dem Einatmen, von selbst zu kommen. Mit der Verbesserung Ihres Sauerstofftransportsystems wird auch die Dauer der Ein- und Ausatmungsphasen zunehmen, und Sie können damit beginnen, den Atem bewusst zu kontrollieren.*

Unser Atem ist nicht nur ein Motor für unsere körperlichen Funktionen, sondern auch ein empfindlicher Indikator für unsere seelische Verfassung. An der Art, wie wir atmen, lässt sich ablesen, wie es uns geht. Spüren wir Freude und Heiterkeit, dann vertieft sich unsere Atmung. Erleben wir Angst und Schrecken, so wird sie flacher. Durch bewusstes Atmen können wir unser seelisch-

Sportliche Betätigung macht die Atmung bewusst.

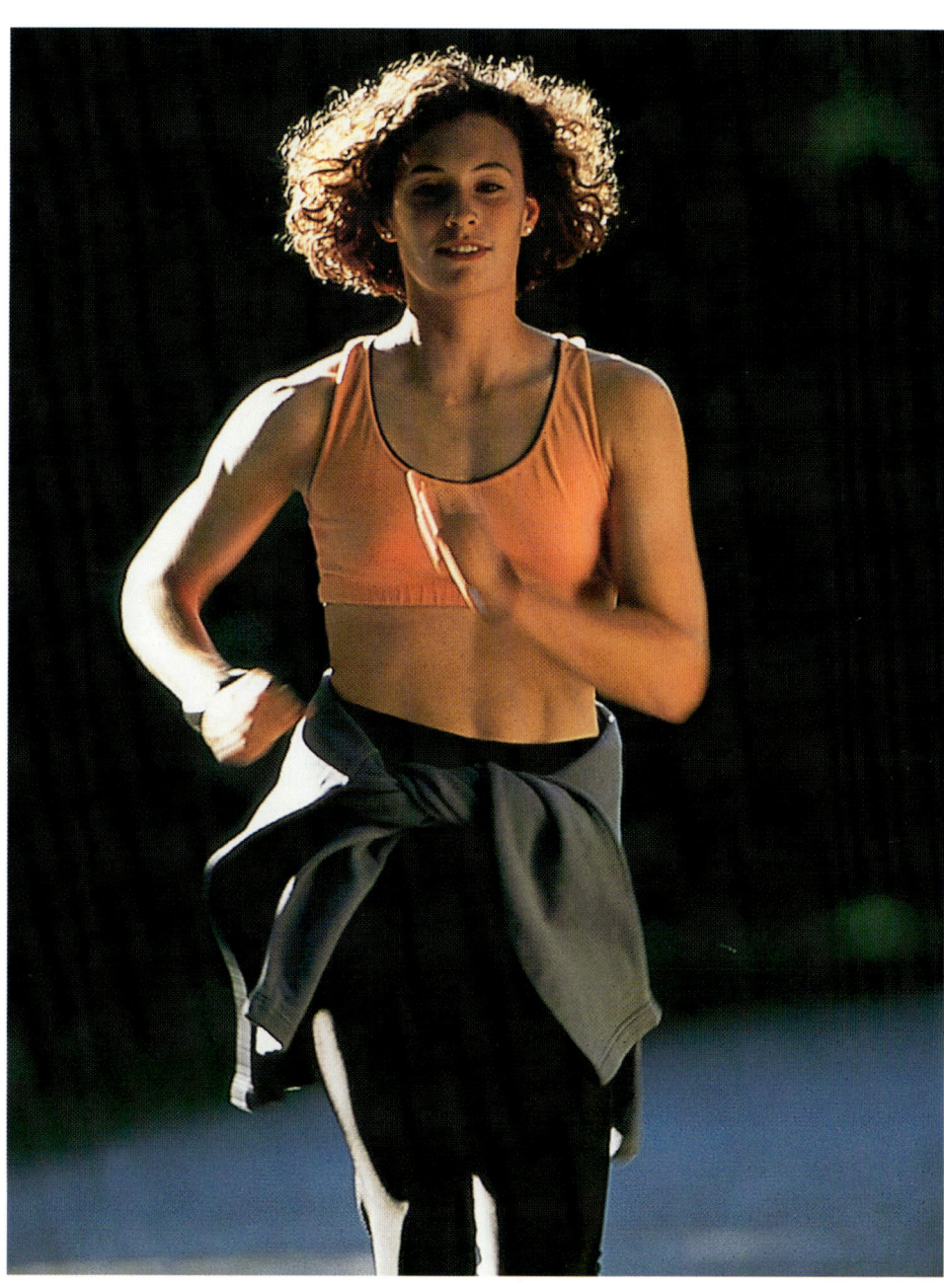

geistiges Wohlbefinden steigern und die Rastlosigkeit des Alltags hinter uns lassen. Die Kraft des Atmens bringt nämlich all diejenigen Lebensenergien in uns wieder zum Fließen, die zuvor in Form von seelischen Verkrampfungen gebunden waren. Ängste sowie unangenehme Gefühle können dann allmählich von uns abfallen. Wir fühlen uns ruhiger und entspannter und erleben mehr innere Harmonie.

In der Ruhephase atmen wir etwa 13–15-mal pro Minute. Normales, ruhiges Atmen bedeutet, dass wir den Sauerstoff durch die Nase aufnehmen. Prinzipiell soll durch die Nase sowohl ein- als auch ausgeatmet werden. Während körperlicher Anstrengung oder während des Walkings ist die kombinierte Mund- und Nasenatmung zu empfehlen. Wenn Sie zügig unterwegs sind, werden Sie automatisch die kombinierte Variante anwenden. Bei dieser können Sie sich leichter gehen lassen und sich so einfacher von Spannungen oder emotionalem Druck befreien als bei der Nasenatmung.

Die zahlreichen, gut durchbluteten Windungen und Muscheln in der Nase dienen zur Erwärmung der eingeatmeten Luft, die dort außerdem befeuchtet und gereinigt wird. So werden etwa Staubpartikel durch die an den Nasenschleimhäuten befindlichen Flimmerhärchen entfernt.

Während des Ausatmens stellt sich körperlich eine Entspannung ein. Die weitestgehende Entspannung wird am Ende des Ausatmungsvorgangs erreicht, wobei sich alle entspannten Energien in der Region des Körperschwerpunkts sammeln. Nach einer Atempause setzt von diesem Körperschwerpunkt aus die Gegenbewegung, also die Ein-

atmung, ein. Das Einatmen geschieht von selbst und besteht aus einem »Sich-Öffnen«, indem sich der Brustkorb weitet, die Wirbelsäule in die Streckung übergeht und der Körper sich aus der Schwerkraft hebt. Die vorher im Schwerpunkt gesammelten Energien streben den Randgebieten zu und erzeugen dort eine leichte, natürliche Spannung, die am Höhepunkt des Einatmungsvorgangs die Empfindung der Schwerelosigkeit erzeugt. Eine maximale und tiefe Einatmung ist nur bei aufgerichteter, gestreckter Haltung möglich.

Das Ausatmen sollten Sie besonders betonen. Ziehen Sie dazu die Bauchmuskulatur langsam zusammen und drücken Sie die verbrauchte Luft restlos aus dem Oberkörper. Eine gut entwickelte Bauchmuskulatur und die bildliche Vorstellung davon können Ihnen dabei helfen.

Die unbewusste Atmung ist die Atmung des täglichen Lebens, wie sie ohne Aufmerksamkeit vor sich geht. Bewusste Atmung hingegen ist Konzentration auf einen rhythmischen, tief wirkenden Atemfluss.

Den Atem beherrschen heißt Körper und Geist kontrollieren, denn der Atem ist die Brücke zwischen Leib und Seele. Durch bewusstes Atmen können Sie Ihren Körper positiv beeinflussen, denn alle wichtigen körperlichen Funktionen hängen direkt oder indirekt mit der Atmung zusammen.

Da wir ständig atmen müssen, ist unsere Atmung ein äußerst wichtiges Medium, um Abfallprodukte des Organismus zu beseitigen. Lediglich 3 % der Körperschadstoffe werden durch Stuhl, 7 % durch Urin, weitere 20 % durch die Haut, die übrigen 70 % jedoch durch die Ausatmung abgegeben.

Durch eine bewusste Atmung wird das Blut mit Sauerstoff angereichert und gereinigt. Die Verbrennung der Nahrungsstoffe ist vollständiger, die Schlackenstoffe sind vermindert und können dadurch leichter aus dem Körper ausgeschieden werden.

Wenn Sie flach atmen und insbesondere ungenügend ausatmen, bilden sich durch den Überschuss an Kohlensäure nicht nur vermehrt Schlacken im Körper, auch das Blut verdickt sich: Die roten Blutkörperchen schrumpfen ein, verkleben zu Stäbchen und verstopfen die feinen Haargefäße aller durchbluteten Organe wie Herz, Lunge, Leber, Nieren, Milz, Drüsen, Gehirn, Muskeln. Durch die Stauungen steigt der Blutdruck, und der Kreislauf erlahmt.

Atemübungen

➤ Versuchen Sie zu spüren, wie sich Ihre Wirbelsäule beim Einatmen in beide Richtungen verlängert – wie durch zwei kleine Wellen, welche direkt vor Ihrer Wirbelsäule von der Mitte aus nach oben rollen und alle Wirbelkörper einzeln massieren.

➤ Füllen Sie beim Einatmen einen imaginären großen Luftballon mit frischem Sauerstoff und atmen Sie in jeden Winkel Ihres Körpers. »Senden« Sie Ihren Atem in den Bauch, in die verschiedenen Partien des Rückens, in die Beine und Füße usw.

➤ Setzen Sie sich auf einen Stuhl, legen Sie Ihre rechte Hand auf die Brust und die linke auf den Bauch. Atmen Sie ganz normal ein. Wenn sich Ihre rechte Hand stärker bewegt als die linke, atmen Sie zu stark mit der Brust. Atmen Sie bewusst in den Bauchraum und konzentrieren Sie sich dabei auf die linke Hand. Lassen Sie die linke Hand durch das Einatmen hochkommen.

➤ Atmen Sie die Luft vollständig aus, sodass fast ein Vakuum entsteht und Ihr Bauchnabel die Wirbelsäuleninnenseite berührt.

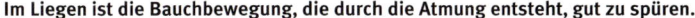

Im Liegen ist die Bauchbewegung, die durch die Atmung entsteht, gut zu spüren.

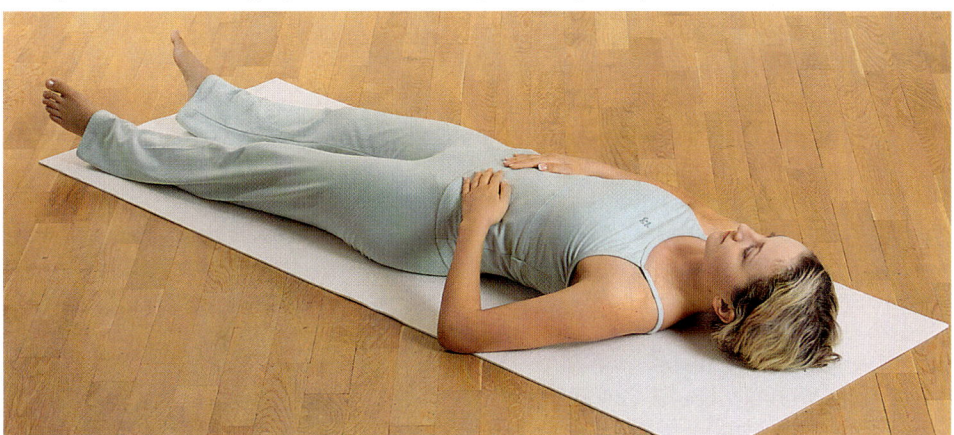

Trainingsintensität

Der Körper mit all seinen Teilen muss ständig gefördert werden. Fällt eine gewisse Mindestbelastung über längere Zeit aus, reagiert er mit Abbau. Muskeln, die nicht genutzt werden, schwinden, nicht beanspruchte Bänder erschlaffen, Lungen- und Herzvolumen gehen zurück.

Walking hat vor allem bei untrainierten Personen bemerkenswerte Auswirkungen auf das Herz-Kreislauf-System. Dessen Verbesserung erfordert vermehrten Sauerstoffverbrauch. Der Sauerstoffverbrauch ist die Menge an Sauerstoff, die der Körper aufnimmt und an die tätigen Muskeln weiterleitet. Untersuchungen über die Auswirkungen des Schnellgehens auf das Herz-Kreislauf-System haben gezeigt, dass Walking bei den meisten Menschen, unabhängig von ihrem Fitnessgrad, eine verbesserte Herz-Kreislauf-Tätigkeit bewirkt. In einer Studie an 343 Testpersonen im Alter zwischen 30 und 69 Jahren erreichten fast alle Frauen und zwei Drittel der Männer ihre optimale Herzfrequenz allein durch zügiges Marschieren. Diese optimale Herzfrequenz ist eine Prozentzahl der maximalen Herzfrequenz und ein Indiz, dass das Herz während des Trainings ausreichend belastet und das Training selbst intensiv genug ist, um wirksam zu sein.

Die optimale Walking-Trainingsintensität ist der Bereich zwischen Unterforderung und Überlastung. Erbringen Sie jeweils nur die Leistung, die Sie relativ mühelos erreichen, und vermeiden Sie körperlich-seelische Verspannungen. Finden Sie das richtige Maß zwischen ungesundem »Zuviel« und »Zuwenig«. Überlastung und falsches Training schwächen den Organismus, und der Körper muss hart arbeiten, um wieder sein Gleichgewicht zu finden. Zu niederschwellige Trainingsbelastungen haben keine merkbaren Effekte auf Ihr Fitnessniveau. Was angemessen ist, bestimmen Ihr aktueller Fitnesszustand, Ihr Allgemeinbefinden und Ihre Tagesform. Sie sollten immer zu bequemem Sprechen in der Lage sein. Ist dies nicht mehr möglich, weil Sie völlig außer Atem sind, gehen Sie zu schnell. Laufen Sie Ihrem Atem nicht hinterher. Versuchen Sie, immer in engem Kontakt zu Ihrer Atmung und Ihrer Sauerstoffaufnahme zu sein, so können Sie Ihren geeigneten Trainingsrhythmus fortwährend anpassen.

Hören Sie auf Ihr Herz

Messen Sie den Effekt eines Trainings nicht an der Anstrengung oder dem Schweiß, sondern benützen Sie eine zuverlässigere Messmethode – messen Sie Ihre Herzfrequenz. Das Herz ist eine Art Barometer für den Rest Ihres Körpers; es sagt Ihnen, wie hart Sie trainieren und wie Ihr emotionaler Zustand ist. Es sammelt diese physiologischen Variablen, misst sie und meldet sich mit einem

Signal, das Auskunft über Ihre allgemeine Kondition gibt. Dieses Signal ist Ihre Herzfrequenz. Sie ist ein echtes Maß für die Effizienz Ihres ganzen Körpers. Die Herzfrequenz zeigt die Blutmenge an, die Ihr Herz pumpt, und je höher sie ist, desto mehr Energie wird benötigt, um das Blut zu pumpen. Die Informationen, die Sie über die Herzfrequenz von Ihrem Herzen erhalten, sind deshalb wichtige Messgrößen für die richtige individuelle Trainingsbelastung.

Die maximale Herzfrequenz

Der Ausgangswert für die im Folgenden vorgestellten, einfach anwendbaren Herzfrequenzformeln ist die maximale Herzfrequenz (MHF). Der Wert der MHF entspricht der maximalen Häufigkeit, mit der Ihr Herz sich innerhalb einer Minute zusammenziehen kann. Sie scheint genetisch festgelegt zu sein und kann durch Training, welcher Art auch immer, nicht merkenswert verändert werden. Der Altersprozess ist der einzige Faktor, der die MHF verändern kann, und zwar nach unten. Es gibt verschiedene Methoden zur Trainingsintensitätsbestimmung. Die von der MHF ausgehende ist aber von allen am einfachsten zu handhaben und auch kostengünstig. Es gibt eine mathematische Formel, die Ihnen die Voraussage Ihrer persönlichen MHF mit einiger Genauigkeit ermöglicht. Sie wird »altersangepasste Formel« genannt. Da es für Einsteiger oder Rehabilitanden nicht angebracht ist, selbstständig einen maximalen Belastungstest vorzunehmen, bietet sich diese Formel an, wenn Sie sich einen ärztlichen Belastungstest sparen wollen.

Altersangepasste maximale Herzfrequenz
Frauen: 226 minus Lebensalter
Männer: 220 minus Lebensalter

Die Werte 220 und 226 scheinen die genauesten Annäherungen an die durchschnittlichen MHF-Werte von Männern und Frauen zu sein, wenn man die Frequenz nach der Pubertät misst.
Diese Formel sollte deshalb nicht auf Kinder angewandt werden. Die Herzfrequenz von Frauen liegt in der Regel fünf bis sieben Schläge pro Minute höher als die von Männern, was auf die proportional geringere Herzgröße der Frauen zurückzuführen ist. Die altersangepasste MHF-Formel stellt eine gute Orientierungshilfe dar und gibt Ihnen als Basis einen groben Annäherungswert. Doch vielleicht sind Sie nicht »durchschnittlich« und gehören zu den 20 bis 30 %, die nicht dieser Regel entsprechen. Wie bei jeder Anwendung von Standardformeln kann es auch bei der Anwendung dieser Formel zu Diskrepanzen (nach oben oder unten) kommen. Vergessen Sie nicht, auf Ihre innere Stimme zu hören – wenn Sie das (Körper-) Gefühl haben, dass Sie mit den empfohlenen Richtwerten im Training über- bzw. unterfordert sind, dann vergessen Sie die Formel und bestimmen Sie Ihre Trainingsgeschwindigkeit anders. Führen Sie während dem Training einen ständigen Dialog mit Ihrem Inneren und verbessern Sie so die Körperwahrnehmung. Wenn Sie sich mit den unterschiedlichen Reaktionen Ihres Körpers während und nach dem Training auseinander setzen, werden Sie die ideale Gehgeschwindigkeit finden.

Personen gleichen Alters können sich hinsichtlich ihrer Herzfrequenz erheblich voneinander unterscheiden, manchmal um 40 Schläge pro Minute. Koffein, Luftfeuchtigkeit, Flüssigkeitsreserven, Höhenänderungen, Schlaf und emotionaler Stress haben kombinierte Auswirkungen auf die Herzfrequenz.

Die Herzfrequenz in Ruhe

Ruhe-Herzfrequenzen können sich bei Personen der gleichen Größe, des gleichen Gewichts und desselben Alters um 50 bis 60 Schläge unterscheiden. Trainierte Menschen weisen niedrige Herzfrequenzen auf. Bei einigen liegt die Ruhe-Herzfrequenz unter 40 Schlägen pro Minute. Untrainierte Menschen haben manchmal eine Ruhe-Herzfrequenz von über 100 Schlägen pro Minute. Eine niedrige Ruhe-Herzfrequenz ist eine Konsequenz des körperlichen Trainings und ermöglicht ein längeres Ruheintervall zwischen den einzelnen Herzschlägen. In der Folge muss es weniger arbeiten, es kann sich mehr ausruhen und altert deshalb langsamer. Dank einer niedrigeren Schlagfrequenz haben die Herzkammern mehr Zeit, sich mit Blut zu füllen. Je mehr Blut die Kammern füllt, desto mehr werden sie gedehnt. Dies bedeutet eine stärkere Kontraktion und einen größeren Blutausstoß. Mit richtig dosiertem Walking-Training können Sie diese Effekte erreichen.
Die Herzfrequenzkontrolle ist aber nicht nur während des Trainings ein gutes Kontrollmittel. Sie können z. B. auch den Morgenpuls

nach dem Aufwachen messen. Ein um mehr als 10 Schläge pro Minute erhöhter Wert der morgendlichen Ruhe-Herzfrequenz kann auf Probleme hinweisen. Sie können übertrainiert, übermüdet, leicht verletzt sein, gegen Fieber oder ein stressbedingtes Problem ankämpfen.
Wenn Sie Ihre Erholungs-Herzfrequenz messen, zeigt Ihnen die Anzahl der Schläge, um die sich die Herzfrequenz unmittelbar nach der Belastung reduziert, Ihre Trainingsfortschritte auf. Nehmen Sie dafür den Belastungswert, und warten Sie drei Minuten, um dann den neuen Wert zu ermitteln. Je größer die Herzschlagdifferenz, desto besser ist Ihre Ausdauerfähigkeit. Wenn Sie Ihren Konditionszustand verlieren, steigt Ihre Ruhe-Herzfrequenz wieder an.

Finden Sie Ihre persönliche Herzfrequenzzone

Es gibt verschiedene herzfrequenzorientierte Trainingszonen. Training in einer oder allen dieser Zonen kann eine wichtige Rolle in Ihrem Walking-Programm spielen, je nachdem, welche individuellen Ziele und Bedürfnisse Sie haben. Wichtig für Sie ist zu wissen, dass Ihr Körper mit unterschiedlichen Reaktionen und Anpassungen reagiert, abhängig von der Herzfrequenzzone, in der Sie regelmäßig trainieren. So wird z.B. die Energiegewinnung aus den körpereigenen Fettreserven am meisten gefördert, wenn Sie in einem Herzfrequenzbereich trainieren, der 55 % bis 65 % Ihrer MHF entspricht. Mit einer höheren Trainingsintensität, im Bereich von 65 % bis 85 %, wird dagegen die Fitness am

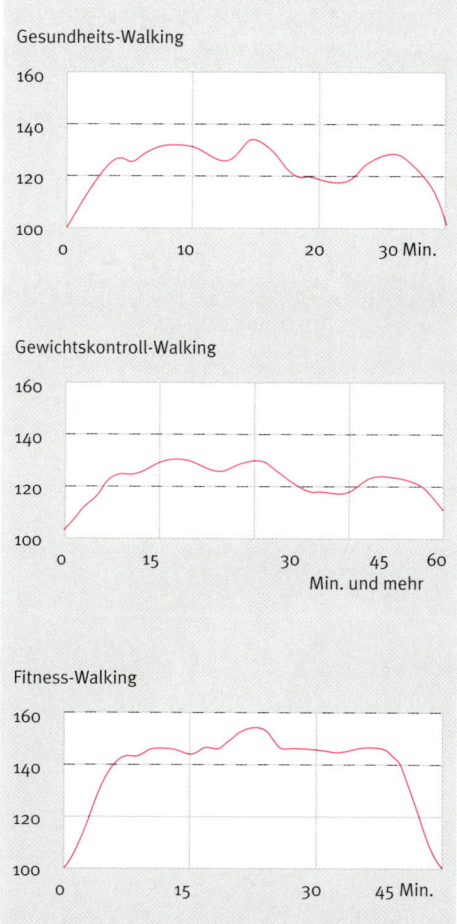

Oben: Herzfrequenzverlauf beim Gesundheits-Walking

Mitte: Herzfrequenzverlauf beim Gewichtskontroll-Walking

Unten: Herzfrequenzverlauf beim Fitness-Walking

ehesten verbessert. Mit zunehmender Intensität erhöht sich automatisch die Trainings-Herzfrequenz.

Die Gesundheitszone

Die Gesundheitszone reicht von 55 bis 65 % der MHF. Dies ist die Trainingszone, die Ihr Herz ausreichend belastet, damit es stärker und in die Lage versetzt wird, ein andauerndes, mäßiges Tempo schmerzfrei durchzustehen. Die körperliche Belastung in dieser Trainingszone ist ausreichend, um Ihr Wohlbefinden zu steigern und Ihre Gesundheit bzw. Ihr Immunsystem zu verbessern und zu stabilisieren.

Wenn Sie als Einsteiger in die nächsthöhere Trainingszone wechseln möchten, ist es empfehlenswert, die obere Trainings-Herzfrequenz in Schritten von 5 Schlägen pro Minute zu erhöhen.

Wenn Sie einige Wochen mit 65 % Ihrer MHF gewalkt sind, so bewegen Sie sich neu im Bereich von 70 % MHF. Ihre Gesundheitszonen-Herzfrequenz (HFG) können Sie nach der auf Seite 38 stehenden Formel bestimmen.

Gesundheitsformel
HFG = MHF x 0,55 (Untergrenze)
HFG = MHF x 0,65 (Obergrenze)

Die Fettverbrennungszone

Dies ist vermutlich für viele Personen eine der interessantesten Trainingszonen, und doch trainieren relativ wenig Leute bewusst und regelmäßig in diesem Trainingsbereich. Die Kalorien, die Sie in dieser Trainingszone verbrennen, stammen vorwiegend aus dem Körperfett.

Die Fettverbrennungszone ist die Zone, in der lang andauerndes Walking-Training mit niedriger Intensität eine wichtige Rolle spielt. Fett verbrennt langsam, aber es verbrennt in größeren Mengen, wenn die Belastung niedrig ist. Sobald Sie außer Atem geraten, verbrennen Sie nicht länger Fett, sondern Ihr Körper verbraucht zu viel Sauer-stoff, sodass für die Fettverbrennung nicht genug übrig bleibt. Erfolgreicher Fettabbau verlangt also nach einer kontinuierlichen Aktivität, bei der die Herzfrequenz niedrig ist, und die man möglichst lange mit Spaß betreiben kann.

Walking ist dafür besonders gut geeignet. Wenn Sie eine durchschnittliche Fitness und

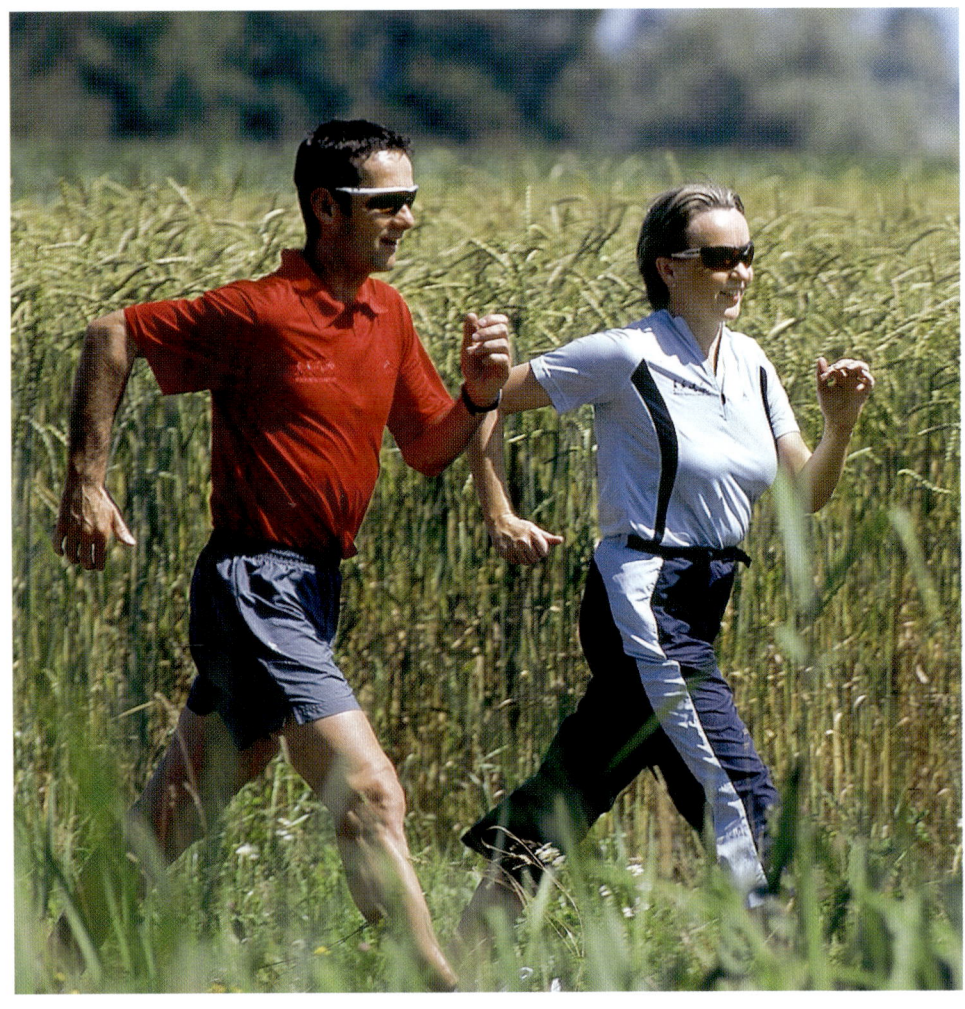

ein durchschnittliches Körpergewicht aufweisen, verbrennen Sie bei einem Tempo von 9 min/km mehr als 50 % der verbrauchten Kalorien aus Fettquellen (Fettmoleküle, die entweder aus frischen Ernährungsquellen stammen oder aus Ihrem gespeicherten Körperfett). Erhöhen Sie das Tempo, beginnt Ihr Körper eine höhere Konzentration von Kohlenhydraten zu verbrennen. Wenn Sie also trainieren, um abzunehmen, lautet die Erfolgsformel: Bewegen Sie sich langsam, dafür umso länger.

Das häufigste Problem bei der effektiven Art, die Fettverbrennung zu aktivieren, ist der Mangel an Zeit. Wenn Sie unter Zeitdruck stehen und nur wenig Zeit zum Walking zur Verfügung haben, ist ein Training in der Fitness-Herzfrequenzzone empfehlenswert. Sie werden dabei zwar weniger Fett abbauen, dafür profitieren Sie mehr von den Auswirkungen auf Ihre körperliche Leistungsfähigkeit.

Die Fettverbrennungszone ist die wichtigste Zone für diejenigen, die hauptsächlich daran interessiert sind, überschüssiges Körpergewicht abzubauen, bzw. in einem schlechten Fitnesszustand sind. Ihre Fettverbrennungszone (HFV) finden Sie nach derselben Formel wie die Gesundheitszone, wobei Sie aber häufiger und länger trainieren.

Fettverbrennungsformel
$HF_V = MHF \times 0{,}55$ (Untergrenze)
$HF_V = MHF \times 0{,}65$ (Obergrenze)

Walking ist für das Fettstoffwechseltraining ideal.

Die Fitnesszone

Trainingseinheiten innerhalb der Fitnesszone bedeuten nicht nur positive Auswirkungen auf Ihr Herz, sondern auch auf Ihr Atmungssystem und die Ausdauer.

Wenn Sie innerhalb dieser Zone trainieren, verbessern Sie die Fähigkeit Ihres Körpers, Sauerstoff zu den arbeitenden Muskulaturen zu transportieren und verbrauchten Sauerstoff schnell abzutransportieren. Wenn Sie oft im Bereich von 65 bis 85 % Ihrer MHF trainieren, wird sich Ihre Gehgeschwindigkeit erhöhen und Ihr Energieaufwand spürbar verringern. Die positiven Auswirkungen auf die Fitness und die allgemeine körperliche Leistungsfähigkeit ist bei häufigen Trainingseinheiten in diesem Bereich am besten spürbar. Es wird zwar ein tieferer Prozentsatz an Fettkalorien verbrannt, aber auch Herz und Lunge werden durch die höheren Belastungsanforderungen gekräftigt, und der Grundumsatz des Körpers kann bis zu 4 Stunden nach dem Training erhöht werden. Training in der Fitnesszone kann anstrengend sein, aber sollte Sie nicht erschöpfen.

Fitnessformel
$HF_F = MHF \times 0{,}65$ (Untergrenze)
$HF_F = MHF \times 0{,}85$ (Obergrenze)

oder

$$HF_F = 170 - \frac{\text{Lebensalter}^*}{2}$$

---

* Diese Variante nimmt mehr Rücksicht auf die Altersunterschiede; die Zielwerte können deshalb höher ausfallen.

Die fünf Intensitätsstufen

Kombinieren Sie die Herzfrequenzformeln und Ihr persönliches Empfinden mit den fünf Intensitätsstufen, um die für Sie richtige Trainingsintensität zu ermitteln. Je optimaler die Trainingsbelastung, desto größer ist auch der Profit!

Intensitätsstufe	Anstrengungsgrad	Merkmale
1	sehr leicht	sitzende Tätigkeit
2	leicht anstrengend	betontes Atmen, angenehme Belastung
3	anstrengend	beschleunigter Atem, Sprechen noch möglich
4	sehr anstrengend	schwere Atmung, Sprechen fast nicht mehr möglich
5	erschöpfend	total außer Atem, Verkrampfung

So messen Sie Ihre Herzschläge

Um die Herzschläge zu messen, gibt es verschiedene, mehr oder weniger genaue Messmethoden.

Herzfrequenzmessgeräte

Am zuverlässigsten und bequemsten sind drahtlose elektronische Herzfrequenzmessgeräte. Sie verwenden Elektroden und messen die elektrischen Veränderungen des Herzens. Sie sind äußerst genau und können vielfältig programmiert werden. Herzfrequenzmessgeräte sind verlässliche Bio-Feedback-Geräte, mit deren Hilfe man sehr viel über die Auswirkungen bestimmter mentaler und körperlicher Zustände lernen

kann. Die Anschaffungskosten liegen bei ca. 80 bis 300 Euro; sie sind im Sportfachhandel erhältlich.

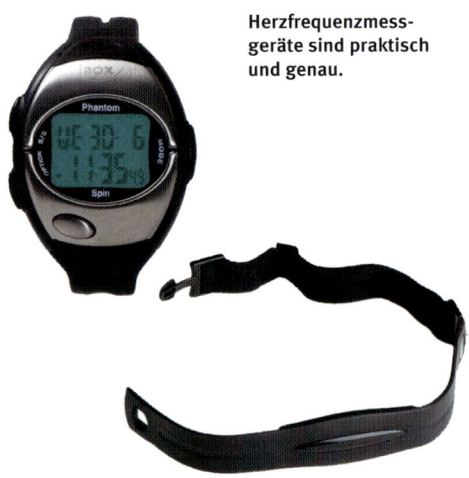

Herzfrequenzmessgeräte sind praktisch und genau.

Pulsfrequenzmessgeräte

In Pulsfrequenzmessgeräten werden Sensoren verwendet, die den mechanischen Puls des Blutstroms messen, der dann auf einem Display in Schlägen pro Minute angezeigt wird. Die Fotozellen in diesen Geräten sind wegen der konstanten und manchmal drastischen Veränderungen des natürlichen Lichts nicht sehr zuverlässig. Ferner reagieren sie empfindlich auf Körperbewegungen und sind bei hohen Belastungsintensitäten nicht sehr genau.

Pulsmessung am Handgelenk oder an der Halsschlagader

Bei der herkömmlichen Ermittlung der Herzschläge werden die Finger 10 Sekunden lang auf eine Arterie an der Handgelenkinnenseite oder auf die Halsschlagader gelegt, die Herzschläge gezählt und anschließend mit 6 multipliziert. Diese einfache und kostengünstige Messtechnik bedarf einiger Übung. Sie kann sehr ungenau sein, vor allem, wenn Sie sich verzählen oder den ersten und letzten Herzschlag des Messintervalls knapp verpassen. Die gute Erholungsfähigkeit von trainierten Personen während der Messpause verfälscht das Messergebnis zusätzlich, denn vor allem in den ersten Minuten nach einer Belastung sinkt die Herzfrequenz schnell. Die durchschnittliche Fehlerquote bei der Pulsmessung liegt bei ca. 17 Schlägen unter dem eigentlichen Wert, was dazu führen kann, dass die tatsächliche Trainingsintensität unterschätzt wird. Moderne Messgeräte (z.B. von Irox) erlauben eine Pulsmessung mit und ohne Gurt. Bei der Messung ohne Gurt muss aber jeweils für einige Sekunden angehalten werden.

Testen Sie Ihre Fitness

Der Meilen-Walking-Test (1 Meile = etwa 1600 Meter) ist eine einfache Methode, um Ihre aktuelle Fitness zu ermitteln und die sich schon bald einstellenden Verbesserungen Ihrer körperlichen Leistungsfähigkeit zu überprüfen.

Mit Hilfe dieses Tests können Sie Ihre Sauerstoffaufnahmefähigkeit im Vergleich zu anderen Personen Ihres Alters und Geschlechts bestimmen. Zudem hilft Ihnen der Test bei der Einteilung in die verschiedenen Walking-Trainingskategorien. Dazu benötigen Sie eine abgemessene Tartanrundbahn, Ihre Walking-Ausrüstung, eine Stoppuhr und ein wenig Übung mit der Pulsmessung oder noch besser, ein elektronisches Herzfrequenzmessgerät. Besteht irgendein Zweifel an Ihrer körperlichen Leistungskraft oder Einsatzfähigkeit, sollte unbedingt vorher eine ärztliche Voruntersuchung stattfinden.

So testen Sie Ihre Ausdauer:

➤ Wärmen Sie sich gut und mindestens 10 Minuten lang auf.

➤ Gehen Sie eine Meile (4 Runden auf der 400-m-Bahn) in schnellstmöglichem Tempo.

➤ Walken Sie rhythmisch und konstant.

➤ Messen Sie unmittelbar nach Beendigung der Laufstrecke Ihren Belastungspuls.

➤ Markieren Sie Laufzeit und Belastungspuls in der Tabelle auf Seite 42. Verbinden Sie die beiden Punkte miteinander, und ermitteln Sie Ihre aktuelle Fitness.

➤ Machen Sie von Zeit zu Zeit diesen Walking-Test, und lassen Sie sich von den gemessenen Erfolgen anspornen.

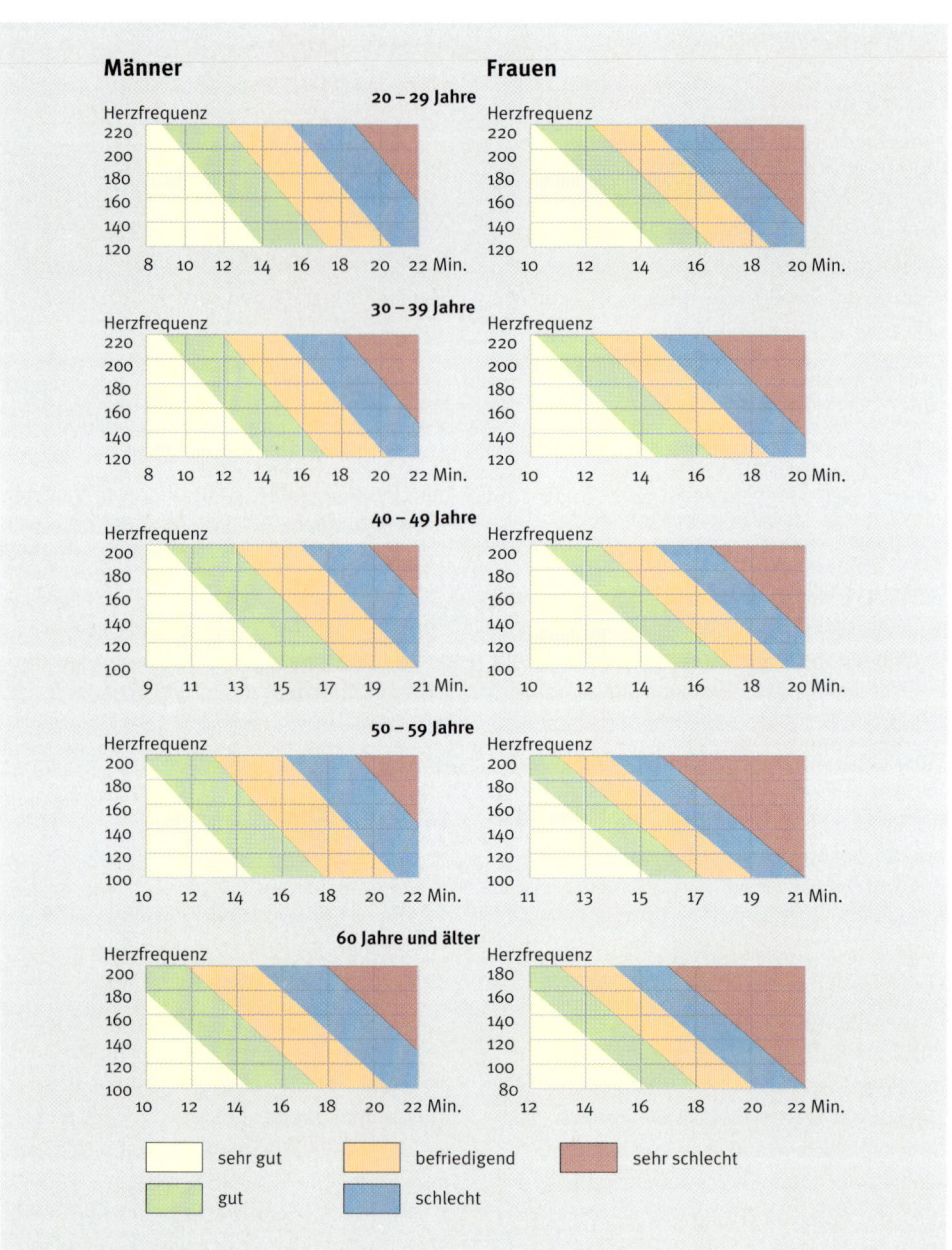

Männer   **Frauen**

20 – 29 Jahre

30 – 39 Jahre

40 – 49 Jahre

50 – 59 Jahre

60 Jahre und älter

sehr gut   befriedigend   sehr schlecht

gut   schlecht

Auswertung des Fitnesstests über 1600 Meter für verschiedene Altersgruppen

Die verschiedenen Walking-Varianten

In Amerika, dem »Land der unbegrenzten Möglichkeiten«, gibt es bereits unzählige Walking-Arten in einer verwirrenden Vielfalt; angefangen von Strolling (Spazieren), Fitness- und Health-Walking über Body-Walking bis zu Aerobic- und Mall-Walking

Die Pyramide der Walking-Varianten

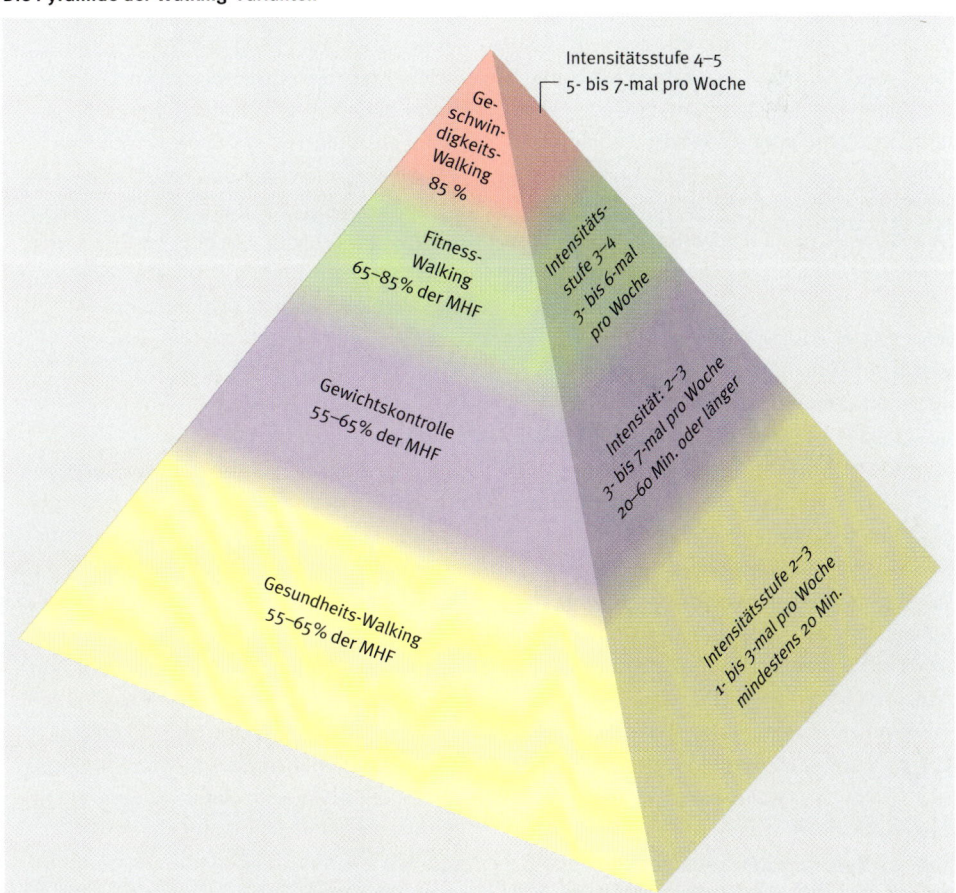

Intensitätsstufe 4–5
5- bis 7-mal pro Woche

Ge-schwin-digkeits-Walking 85 %

Fitness-Walking 65–85 % der MHF

Intensitäts-stufe 3–4 3- bis 6-mal pro Woche

Gewichtskontrolle 55–65 % der MHF

Intensität: 2–3 3- bis 7-mal pro Woche 20–60 Min. oder länger

Gesundheits-Walking 55–65 % der MHF

Intensitätsstufe 2–3 1- bis 3-mal pro Woche mindestens 20 Min.

(Gehen im Einkaufszentrum), um nur einige zu nennen. Ich beschränke mich auf die Vorstellung von einigen verschiedenen Walking-Varianten. Es sind dies das Gesundheits-, Fitness-, Geschwindigkeits- und Nordic-Walking, wobei der Schwerpunkt in diesem Buch auf die Auswirkungen auf die Gesundheit und die Fitness gelegt wird.

Ich bin davon überzeugt, dass sich Walking mit all seinen Vorteilen zu einem populären Massensport entwickeln wird. Ich wage sogar zu glauben, dass Walking heute auf derselben Entwicklungsstufe steht wie die Jogging-Welle vor ca. 25 Jahren. Wir können uns schon gar nicht mehr an die Zeiten erinnern, in denen jeder als Verrückter angesehen wurde, der mit Jeans und Sportschuhen durch den Wald lief. Das Unverständnis der Bevölkerung, mit dem die Jogger von damals konfrontiert waren, ist für uns heute unvorstellbar.

Auch das Walking wird sich vielleicht zu einem beliebten Volkssport entwickeln, doch steckt eine andere Philosophie dahinter. Walking ist nicht besser oder schlechter als andere Sportarten. Die Leute, die sich für das Walking interessieren, haben jedoch eine andere Erwartung an ihre Sportart als beispielsweise die Anhänger des Joggens, vergleichbar, um eine moderne Sportart zu nennen, mit dem Skifahren und dem Snowboarden. Beides sind beliebte Wintersportarten, doch sie ziehen ein unterschiedliches Publikum an. Es geht ja nicht darum, über die Vor- bzw. Nachteile der einzelnen Sportarten zu streiten, sondern es kommt darauf an, dass jeder einzelne eine Sportmöglichkeit findet, die er zu seiner vollen Zufriedenheit ausüben kann. Sport bietet für jeden etwas!

Gesundheits-Walking

Wenn Sie lange Zeit nicht mehr körperlich aktiv waren, Übergewicht abbauen oder sich einfach nur sehr leicht anstrengen wollen, um sich wohlzufühlen, dann ist Gesundheits-Walking wahrscheinlich das Richtige für Sie. Gesundheit muss nicht immer gesteigert werden. Viele Leute, die ihr Wohlbefinden stabilisieren und erhalten möchten, wählen diese Kategorie. Die relativ geringe Intensität (2–3) hilft Untrainierten, ohne das Risiko von Überlastung und Frustration ihre körperliche Leistungsfähigkeit zu entwickeln. Die Ziel-Herzfrequenz liegt um einige Herzschläge tiefer als diejenige des Fitness-Walkings und erlaubt Personen, die den Fettstoffwechsel fördern wollen, lang dauerndes Training mit niedriger Intensität. Die mäßige Belastung reicht aus, um die Gesundheit zu fördern und das Wohlbefinden zu beeinflussen.

Wie oft sollten Sie walken, um gesund zu sein?

Einmal ist besser als keinmal. Walken Sie im Bereich der angestrebten Pulszahl oder in Ihrem »Wohlfühltempo« ohne Unterbrechung mindestens 20–30 Minuten lang ein- bis dreimal in der Woche. Schon ein zehnminütiger Spaziergang, kombiniert mit entspannenden Bewegungen und bewusstem Atmen, reicht aus, um Ihren Energiefluss wieder in Schwung zu bringen, Problemlösungen zu erleichtern und Ihre Stimmung aufzuhellen. Neueste Untersuchungen haben klar aufgezeigt, dass sogar regelmäßige leichte Garten- und Hausarbeiten sowie Spaziergänge langzeitige Vorteile und ein reduziertes Herzinfarktrisiko mit sich bringen können.

Wenn Sie überschüssiges Körperfett wirksam abbauen wollen, sollten Sie unbedingt auch das Kapitel zur Ernährung (siehe S. 81) lesen und möglichst oft, vielleicht sogar täglich gehen, bis Sie die ersten Gewichtsveränderungen spüren. Das ist besonders wichtig, um den trägen Stoffwechsel wieder in Schwung zu bringen. Halten Sie die Gehgeschwindigkeit relativ niedrig, wenn Sie sehr oft bis täglich trainieren, um den Körper nicht zu stark zu ermüden und Rückschläge zu vermeiden. Je öfter Sie walken, desto kürzer (20–30 Minuten) können die einzelnen Strecken ausfallen. Wenn Sie weniger als dreimal pro Woche unterwegs sind, sollten Sie darauf achten, dass Sie sich möglichst lange (1 Stunde und mehr) in Ihrer Fettverbrennungszone bewegen.

Einsteiger beginnen ihr Walking-Programm mit Einheiten von 20–30 Minuten und steigern nach Bedarf die Dauer um 5 Minuten wöchentlich. Verlängern Sie zuerst die Laufzeit, bevor Sie die Geschwindigkeit steigern.

Fitness-Walking

Wenn Sie über eine durchschnittliche körperliche Leistungsfähigkeit verfügen oder körperlich aktiv sind, können Sie sich zu den Fitness-Walkern zählen. Das Training in diesem Bereich hat die größten Auswirkungen auf Ihren Fitnesszustand und auf Ihre allge-

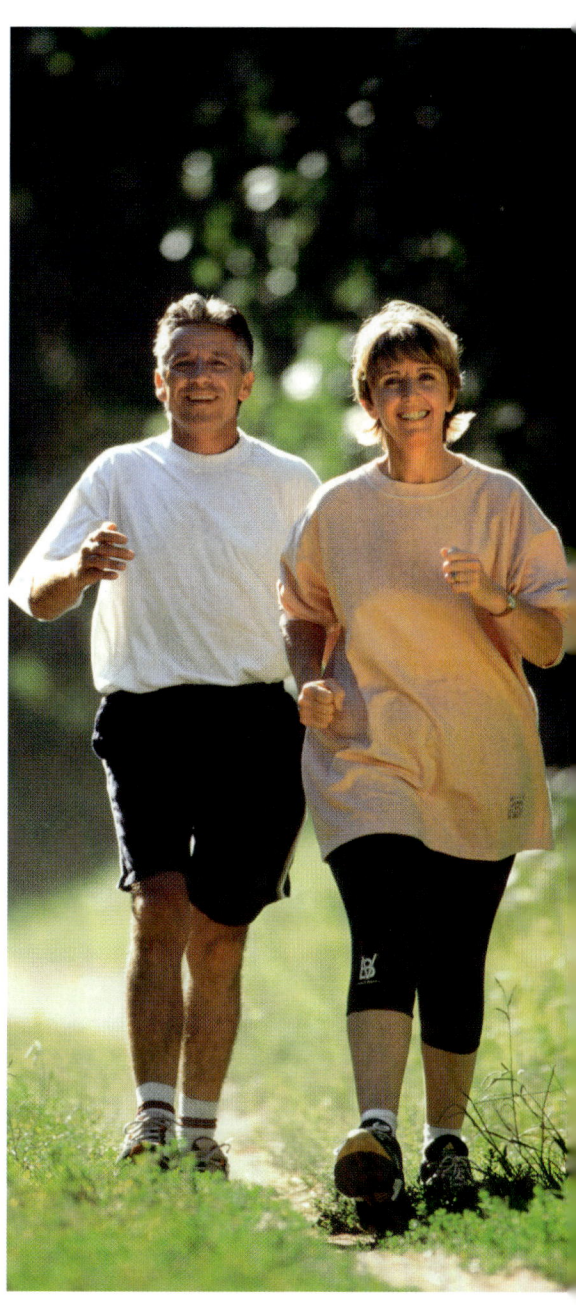

Gesundheits-Walking ermöglicht auch körperlich wenig Aktiven gesunde Bewegung an der frischen Luft.

meine körperliche Leistungsfähigkeit. Der Belastungsgrad (3–4) liegt eindeutig höher als derjenige der Gesundheitszone, was sich in einer höheren Gehgeschwindigkeit, einem höheren Kalorien- und Sauerstoffverbrauch und einem gesteigerten Atemrhythmus bemerkbar macht. Mit zunehmender Ausdauer wächst auch die Schwierigkeit, den optimalen Herzfrequenzbereich zu erreichen. Die Ursache dafür ist, dass das Herz sich auf die Mehrbelastung einstellt und leistungsfähiger wird. So wie der Körper auf das regelmäßige Training reagiert, sollte sich auch die Walking-Technik anpassen und verändern. Erweitern Sie den Umfang und die Frequenz Ihrer Armbewegungen. Je größer die Reichweite und die Anzahl der Bewegungen, umso schwieriger werden sie. Bei einer größeren

Fitness-Walking

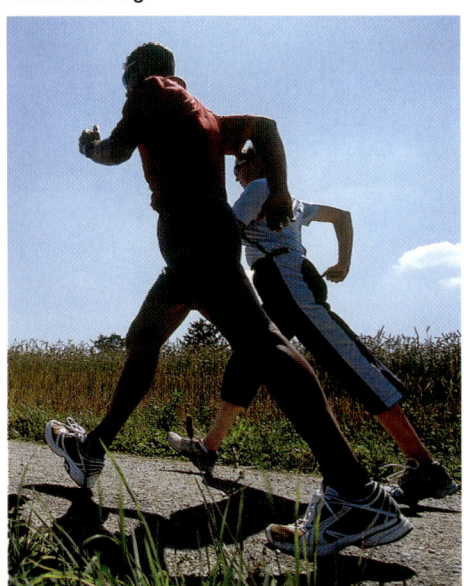

Bewegungsreichweite werden die entsprechenden Muskeln stärker beansprucht und zusätzliche Muskeln in den Bewegungsablauf einbezogen. Mehr Muskeln aktivieren, heißt gleichzeitig mehr Sauerstoff und Energie verbrauchen.

Beim Gehen »befehlen« die Arme den Beinen, was sie machen müssen. Die Zahl und die Reichweite der Armschwünge bestimmen die Frequenz und die Stellung der Beine. Die Beine bewegen sich immer in Beziehung zu den Armen: Die Beine können sich nicht schneller oder langsamer als die Arme bewegen, und die Arme können nicht schon vor dem Körper sein, während sich die Beine erst in der Körpermitte befinden. Durch bewusstes Anwinkeln der Arme ist es möglich, die Frequenz des Armschwungs zu steigern. Eine höhere Armschwungfrequenz bewirkt einen schnelleren Beinrhythmus. Sie werden überrascht sein, wie viel einige zusätzliche Zentimeter ausmachen, um die Sie den Bewegungsumfang der Arme erweitern. Werden Arme und Ellenbogen z. B. weit vor den Körper bewegt, werden auch das Bein und die Ferse automatisch weiter nach vorn genommen. Versuchen Sie es – konzentrieren Sie sich auf eine intensivierte energische Armarbeit, und Ihr Körper wird ganz schön in Schwung kommen.

Wie oft sollten Sie walken, um fit zu sein?

Das Mindestmaß an Bewegung, das der Körper offensichtlich braucht, um die körperliche Leistungsfähigkeit merkenswert zu erhöhen, ist eine dreimal wöchentliche Übung von etwa 30 Minuten Dauer, wobei 65–85 %

der maximalen Herzschlagkapazität erreicht werden sollten. Dreimaliges Training kann Ihnen eine bis zu 20 %ige Steigerung der körperlichen Leistungsfähigkeit bringen. Walken Sie drei- bis fünfmal pro Woche oder sogar täglich 30–45 Minuten in Ihrem Zielbereich und Anstrengungsgrad. Je öfter Sie trainieren, umso nachhaltiger sind die Wirkungen.

Nordic Walking

Wäre es nicht toll eine Sportart zu erfinden, bei der fast alle Muskeln des Körpers trainiert werden? Bei der die Anstrengung nicht zu hoch ist und die zudem noch großen Spaß macht? Weit suchen müssen Sie nicht, denn diese Sportart existiert bereits. Nordic Walking heißt die neue, sanfte Art des Ganzkörpertrainings.

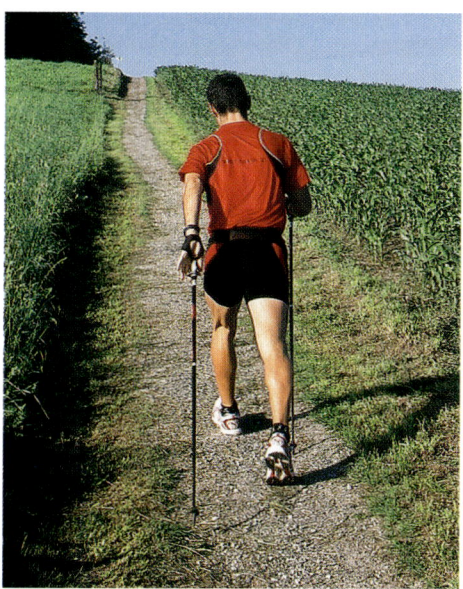

Das Laufen mit Spezialstöcken macht das Walking zu einem Ganzkörpertraining.

Im Ursprungsland Finnland hat das Nordic Walking einen wahren Boom ausgelöst. Das Gehen mit Spezialstöcken macht aus dem klassischen Walking ein wirksames Ganzkörpertraining und bringt maximale Trainingseffekte. Rund die Hälfte aller Muskeln des Körpers befinden sich oberhalb der Hüfte, deshalb wird beim Nordic Walking die Bauch-, Brust- und Armmuskulatur bewusst eingesetzt, gekräftigt und trainiert. Beim Walken mit Stöcken wird die Belastung des Rückens sowie der Knie- und Fußgelenke zusätzlich reduziert. Weit verbreitete Muskelverspannungen im Schulter- und Nackenbereich werden gelöst und Schmerzen gelindert. Mit den Stöcken sind neue Kräftigungs- und Dehnübungen möglich und bei rutschigen und unebenen Bedingungen geben sie sicheren Halt. Nordic Waking ist in jedem Gelände möglich. Durch die natürliche Abwechslung im Gelände wird es noch interessanter und kurzweiliger. Sicher, steile Anstiege sind nicht jedermanns Sache, doch gerade hier zeigt sich der große Vorteil der gleichmäßigen Kraftverteilung auf Bein- und Oberkörpermuskulatur. Es ist, als ob man zwei zusätzliche Gänge geschenkt bekommt. Nordic Walking in hügeligem Gelände mit betontem Stockeinsatz führt zu einer effizienteren Leistungsbilanz.

30 bis 40 Prozent effizienter als das klassische Walking?

Wissenschaftliche Untersuchungen der Auswirkungen von Walken mit Stöcken gegenüber herkömmlichem Walken wurden erstmals 1992 publiziert. In diversen Studien wurde über die hohe Wirksamkeit des Nordic Walkings berichtet. So wurden sogar Unterschiede von bis zu 20 Herzschlägen/Min. oder einem höheren Kalorienverbrauch von bis zu 46 % festgestellt. Ist das überhaupt möglich? Nehmen wir mal an, Sie gehören zu den Fitness-Walkern, die 3- bis 5-mal wöchentlich 30 Minuten mit einer Herzfrequenz von 145 Schlägen pro Minute (exkl. Ein- und Auslaufen) unterwegs sind. Würden Sie mit Stöcken Ihre (gut gewählte) Herzfrequenz noch einmal um 20 Schläge und Ihren Kalorienverbrauch um zusätzliche 46 % steigern können? Nein, natürlich nicht! Bei den meisten Studien wurde Nordic Walking mit Gehen oder besser gesagt »Spazieren« in der gleichen Geschwindigkeit verglichen. Nicht mit dem schnellen, sportlichen Fitness-Walking! Sonst wären solche großen Unterschiede gar nicht möglich. Die so viel gepriesene Wirksamkeit des Nordic Walkings ist abhängig von Technik, Geschwindigkeit und Häufigkeit. Nordic Walking mit schwachem Stockeinsatz, zu langsam und zu wenig häufig ausgeführt ist nicht effektiv. In diesem Fall ist das klassische Walking mit der richtigen Technik viel wirksamer. Lassen Sie sich von der Werbung und der Industrie nicht verunsichern, dass Nordic Walking mehr bringen soll als Walking. Mit Walking können Sie genauso viel erreichen, vorausgesetzt, Intensität und Häufigkeit sind gut gewählt. Probieren Sie Nordic Walking aus und entscheiden Sie selbst, welche Sportart besser zu Ihnen passt. Übrigens ist es auch möglich, beide Techniken miteinander zu kombinieren.

Die Technik

Im Vergleich zu anderen Sportarten ist die Technik des Nordic Walkings sehr schnell zu erlernen und die positiven Auswirkungen sind sofort spürbar. Trotzdem kann man einiges »falsch« machen. Wenn man aber die häufigsten Fehler kennt und sich über die Ursachen bewusst wird, kann man sie sehr einfach korrigieren. Nehmen Sie sich anfänglich Zeit, um die optimale Technik richtig zu erlernen. Steigern Sie erst später die Gehgeschwindigkeit. Eine gute und solide Nordic-Walking-Technik ermöglicht es Ihnen, von den vielseitigen positiven Effekten maximal zu profitieren. Um sich nicht zu überfordern, walken Einsteiger am besten im eher flachen Gelände. Fortgeschrittenen und Trainierten wird leicht bis sehr steiles Gelände empfohlen. Absolvieren Sie einen Nordic-Walking-Grundkurs bei einem speziell dafür ausgebildeten Basic Instructor (Adressen im Anhang). Es lohnt sich bestimmt, denn für etwas, das so viel Positives bringt wie das Nordic Walking, darf man oder frau ruhig ein wenig Zeit investieren! Nordic Walking zu machen ist sehr einfach. Nordic Walking gut zu machen dagegen schon schwieriger!

Das erste Mal
- Suchen Sie sich anfänglich eine eher flache Laufstrecke aus. Das Laufen mit speziellen Asphalt-Aufsätzen aus Hartgummi erleichtert das erstmalige Üben und beschleunigt den Lernprozess.
- Walken Sie, als ob Sie keine Stöcke hätten. Konzentrieren Sie sich auf ent-

spanntes Gehen mit lockeren Schultern und ohne Verkrampfung. Lassen Sie Ihre Arme natürlich vor- und zurückschwingen, wobei die Stöcke den Armbewegungen folgen, ohne dass Sie versuchen, sie aktiv zu benutzen. Verlängern Sie Ihre Schritte! Bewusstes Abrollen und aktives Abstoßen mit den Fußgelenken helfen Ihnen dabei.

• Steigern Sie langsam den Einsatz der Stöcke und versuchen Sie, die Arm- und Beinbewegungen wirkungsvoll miteinander zu kombinieren.

• Halten Sie kurz inne und machen Sie auf einer Strecke von ca. 30 bis 50 Metern übertriebene Bewegungsausführungen (z.B. übertriebenes nach vorne Führen der fast gestreckten Arme, extrem betontes Nach hinten Stoßen des Armes, übertriebenes Pressen und Lösen der Hand am Griff, Gehen mit ganz geöffneten Händen, wobei der Druck nur über die Handschlaufe auf den Stockspitz übertragen wird).

• Achten Sie stets darauf, dass Sie die Hand beim nach vorn Schwingen nicht höher als den Bauchnabel anheben!

• Gehen Sie 20 bis 30 Minuten lang am Stück und genießen Sie den entspannenden Rhythmus und die Aktivität des ganzen Körpers während des Nordic Walkings.

• Benutzen Sie die letzten 10 bis 15 Minuten Ihrer Trainingszeit, um Ihren Körper gezielt mit einem Cool-Down und einigen Stretching-Übungen zu »beruhigen«.

Die richtige Nordic-Walking-Ausrüstung

Neu dazu kommt beim Nordic-Walking der Stock. Die Bekleidung unterscheidet sich nicht von der Bekleidung beim gewöhnlichen Walking, speziell zu beachten sind Kleidungsstücke mit großer Bewegungsfreiheit im Arm- und Schulterbereich. Als Schuhe eignen sich Walking-, Jogging oder Trailrunning-Schuhe. Wenn man sich mit mehr Gleichgewicht und Trittsicherheit in eher unwegsames Gelände wagt, sind gut geführte Laufschuhe mit rutschsicherem Sohlenprofil – so genannte Trailrunning-Schuhe – zu empfehlen.

Kriterien eines Walking-Stocks

Der finnische Sportausrüstungshersteller Exel hat als erster Produzent einen Spezial-Stock für das Nordic Walking entwickelt. Bei der Entwicklung des Stockes wurde besonders auf bequeme Handhabung, die Ergonomie der Hand, Leichtigkeit und Sicherheit sowie auf andere technische Eigenschaften beim Nordic Walking geachtet. Ein guter Nordic-Walking-Stock ist idealerweise einteilig und besteht aus Fiberglas. Einteilige Fiberglas-Stöcke gewähren höchste Leichtigkeit, Stabilität und Bruchsicherheit. Im Gegensatz zum billigeren Aluminium ist Fiberglas

Diese Glasfiber-/Karbon-Stöcke wurden speziell für das Nordic Walking entwickelt.

deutlich vibrationsärmer. Teleskop-Stöcke sind für einen weniger sportlichen und dynamischen Einsatz konzipiert worden. Sie sind zwar klein zusammenschiebbar und fürs Trekking und Wandern geeignet, doch sie sind auch deutlich schwerer und weicher als Nordic-Walking-Stöcke.

Stocklänge

Die ursprüngliche Stocklängen-Berechnungsformel für die »Original Nordic-Walking-Technik« lautete mehrere Jahre 0,7 x Körpergröße, wobei bei Einsteigern eher abgerundet und bei Fortgeschrittenen aufgerundet wurde. Zwischenzeitlich wurde die Formel auf 0,68 x Körpergröße nach unten angepasst. Mittlerweile sind neue Techniken und Organisationen entstanden, was dazu geführt hat, dass Berechnungsformeln von 0,64 bis 0,68 existieren. Eine andere Empfehlung ist, dass der Ellenbogenwinkel nicht mehr als 90 Grad betragen soll. Alle Berechnungformeln sollten aber nur als Ausgangswerte betrachtet werden, denn sie berücksichtigen nur die Körpergröße. Daneben bestimmen noch Körperproportionen, Beweglichkeit und Schrittlänge, Kraft, Abrollverhalten der Fußgelenke, Technik und Geschwindigkeit sowie persönliche Vorlieben die optimale Stocklänge.

TIPPS FÜR DEN STOCKKAUF

• *Ein guter Nordic-Walking-Stock sollte möglichst leicht sein. Eine optimale Verteilung des Gewichts auf den gesamten Stock ermöglicht eine ideale Pendelbewegung des Stockes. Beim systematischen Wickeln von Fiberglas kann diese Pendelbewegung optimal bestimmt werden.*

• *Eine ergonomische Handschlaufe ermöglicht es, den Stock beim nach hinten Stoßen und beim nach vorne Schwingen loszulassen. Die Armmuskulatur arbeitet rhythmisch (pressen beim Aufsetzen – lösen beim nach hinten Stoßen) ohne sich zu verkrampfen und die Blutzirkulation zu beeinträchtigen.*

• *Bevorzugen Sie einen einteiligen Walking-Stock aus Fiberglas. Fiberglas ist sehr leicht, zuverlässig und vibrationsarm.*

• *Die Stockspitze sollte aus speziell gehärtetem Stahl und auswechselbar sein. Einige Nordic-Walking-Stöcke können idealerweise auch mit einem Telemark-Teller bestückt werden und für das Schneeschuhlaufen eingesetzt werden.*

• *Ein guter Nordic-Walking-Stock sollte einen speziellen Gummiaufsatz für das Gehen auf Asphalt aufweisen. Der Asphalt-Pad verbessert die Haftung und dämpft den Aufprall zusätzlich. Der speziell geformte Gummischuh erleichtert es dem Einsteiger, die Technik schnell zu erlernen.*

Geschwindigkeits-Walking

Die intensivste Form des Walkings (Intensität 4–5) betont die Steigerung der Geschwindigkeit und wird von Fortgeschrittenen oder von Wettkämpfern angewendet. Sie ist technisch anspruchsvoll und benötigt längere Erholungsphasen. Dazu braucht es ein gutes Tempo- und Körpergefühl (siehe Seite 69).

Die ideale Trainingszeit

Manche von uns fühlen sich erst nach einigen körperlich aktiven Morgenstunden so richtig fit. Andere freuen sich auf das Bewegungstraining nach der Arbeit. Anscheinend ist die optimale Zeit, um Sport zu betreiben, weitgehend abhängig von persönlichen Vorlieben und Eigenheiten, also zum Beispiel davon, ob Sie Frühaufsteher oder Nachtarbeiter sind. Natürlich spielt auch der Tagesplan eine Rolle. Aber die Chronobiologen, die Wissenschaftler, die unsere natürlichen Rhythmen und die biologische Uhr untersuchen, haben auch einige allgemeine Faktoren entdeckt, die Ihnen helfen können, Ihre individuelle Trainingszeit zu finden.

Ist Training am Morgen gefährlich?

Berichte in den Medien der letzten Jahre haben einige Menschen davon abgehalten, morgens Sport zu treiben. Sie hatten Angst, dadurch das Risiko eines Herzinfarktes zu erhöhen. Beweise dafür gibt es jedoch nicht. Verantwortlich für die Blutgerinnung sind die Blutplättchen. Diese Blutplättchen sind morgens am klebrigsten. Dies könnte erklären, warum zwischen sechs Uhr morgens und mittags fast dreimal so viel tödliche Herzinfarkte auftreten. Studien, die auf ein erhöhtes Herzinfarktrisiko am Morgen hingewiesen haben, können dies nicht auf das Training beziehen. Denn allein schon das morgendliche Aufstehen bewirkt Veränderungen im Körper, die das Risiko eines Herzinfarktes genauso hochschnellen lassen. Mit anderen Worten: Nicht das Training am Morgen erhöht das Risiko, der Morgen an sich birgt die Gefahr. Wer aber regelmäßig trainiert, reduziert umgekehrt damit das Risiko, zu irgendeiner Tageszeit einen Herzinfarkt zu bekommen.

Walking am späten Nachmittag oder am Abend?

Die athletische Leistung wird im Lauf des Tages besser; zumindest trifft dies für das Aufstellen neuer Rekorde zu. Die wenigsten von uns werden neue athletische Rekorde aufstellen wollen, aber wir können von dem Wissen über den Tagesrhythmus unseres Körpers profitieren.

Es gibt mehrere Gründe, weshalb die körperliche Leistung am späten Nachmittag oder am Abend besser ist als am Morgen. Zum Beispiel sind viele Komponenten körperlicher Leistung eng verknüpft mit der Körpertemperatur, und die ist am späten Nachmittag und am frühen Abend am höchsten (sie variiert normalerweise im Verlauf des Tages um 1–2 °C und hat den niedrigsten Wert morgens um 5 Uhr). Studien haben gezeigt, dass Kraft, Flexibilität und Reaktionszeit am späten Nachmittag am besten sind. Die Abweichungen, die in diesen Studien nachgewiesen wurden, sind jedoch gering. Sie sind nur für Wettkampfathleten bedeutsam, denen auch kleine Unterschiede bereits den Sieg oder eine persönliche Bestzeit ermöglichen.

Morgentraining oder Abendtraining?

Entscheidend ist, eine Zeit zu finden, die Ihnen passt. Wenn Sie mit Ihren Ergebnissen nicht zufrieden sind, dann überlegen Sie doch, ob Sie Ihr Walking-Training nicht besser zu einer anderen Tageszeit absolvieren sollten. Unter Umständen kann das einen erheblichen Unterschied bedeuten.

Walken kann man zu jeder Jahres- und Tageszeit; entscheidend sind die persönlichen Vorlieben.

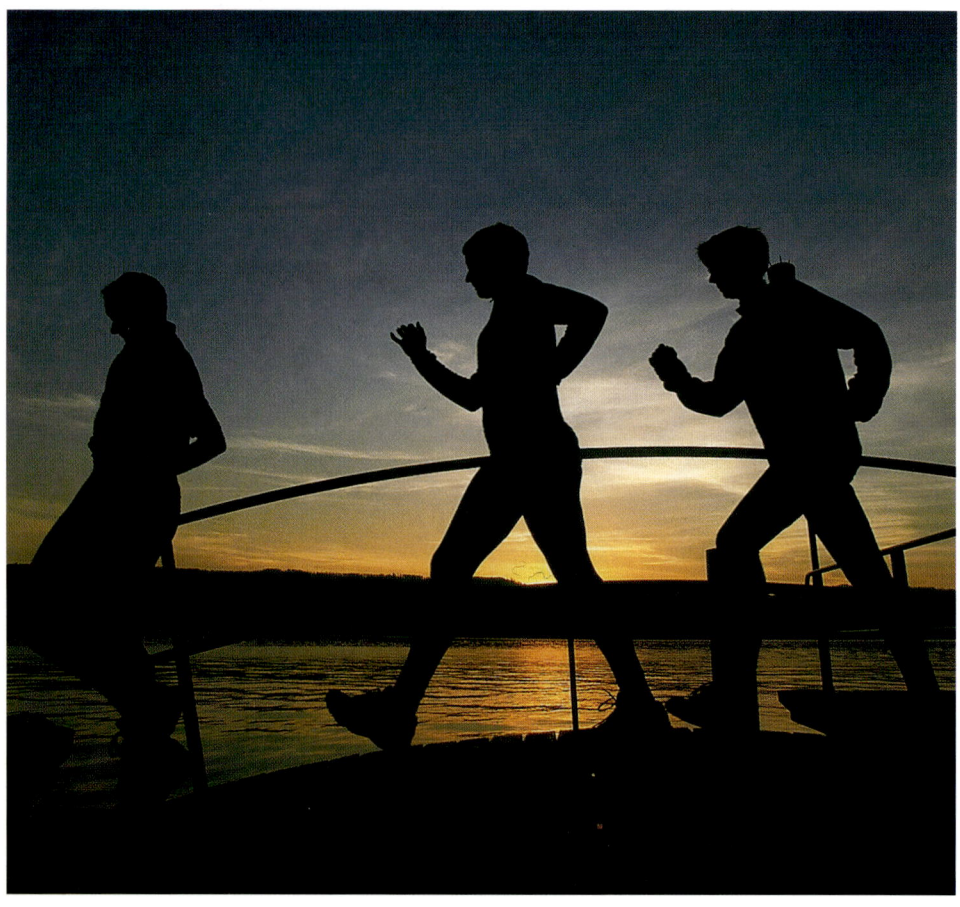

Let's start! – Das erste Mal

Bei normalem Gehen legt man zwischen 3 und 5 Kilometer in der Stunde zurück. Wer Walking als Ausdauersport betreibt, bewältigt je nach Fitnessgrad zwischen 6 und 9 Kilometer in der Stunde. Für den Anfang benötigen Sie zunächst nicht viel mehr als der Witterung angepasste Kleidung und bequeme Sportschuhe, die Ihren Füßen guten Halt und den Zehen genug Bewegungsfreiheit geben.

Gehen können Sie überall, wo Sie ein paar Quadratmeter Boden unter den Füßen finden, doch am besten suchen Sie sich eine Umgebung aus, in der Sie sich wohl und sicher fühlen. Beginnen Sie mit dem Tempo eines Spaziergangs und marschieren Sie ungezwungen los. Steigern Sie die Intensität nach Ihrem Belieben und Befinden, aber achten Sie immer auf Ihre Körperempfindungen, um den jeweiligen Ermüdungsgrad genau zu spüren.

Schlagen Sie ein Tempo ein, das Sie zwar fordert, aber nicht erschöpft, und passen Sie die Gehgeschwindigkeit Ihrer Tagesform und Ihrem Fitnessstand an. Gehen Sie zügig und beherzt, aber ohne Leistungsdruck. Gehen Sie ein wenig langsamer, wenn Sie zu stark außer Atem kommen und sich nicht mehr wohl fühlen, bzw. marschieren Sie schneller, um Ihren Körper im richtigen Maße zu fordern. Sie können die körperlichen Anforderungen fortwährend anpassen und dem Organismus 30 oder auch 45 Minuten lang

genug Sauerstoff zuführen. Auch zu einem späteren Zeitpunkt, wenn Sie schon zu den erfahrenen Walkern gehören, sollten Sie sich immer auf Ihrem individuellen Belastungsgrad bewegen.

Geben Sie sich zu diesem Zeitpunkt noch keine große Mühe, es »richtig« zu machen. Auch als vorwiegend sitzende Menschen sind wir immer noch stark mit dem Gehen vertraut, und alle von uns gehen täglich noch eine bestimmte Strecke. Der Einstieg ins Walking fällt deshalb leicht. Seien Sie offen für die Reaktionen und Rückmeldungen Ihres Körpers auf Ihre ersten Walking-Versuche.

Aufwärmen

Wärmen Sie sich vor jedem Walking-Training ausreichend auf. Das Aufwärmen ist eine körperliche und geistige Vorbereitung für das Training. Ziel des Aufwärmens ist es, die Körpertemperatur und damit die Elastizität von Muskeln und Sehnen zu erhöhen und die Reaktionszeit von Nerven und Muskulatur herabzusetzen. Eine erhöhte Durchblutung des Gewebes ist von entscheidender Bedeutung für das optimale Funktionieren des Organismus. Die Verletzungsanfälligkeit wird dadurch reduziert und die Leistungsbereitschaft erhöht.

Beginnen Sie das Einlaufen gemütlich und steigern Sie die Intensität langsam, bis Sie leicht ins Schwitzen kommen. Bringen Sie Ihre Herzfrequenz langsam an die untere Grenze Ihrer Ziel-Trainingszone, bevor Sie richtig loslegen. Je älter Sie sind, desto länger sollten Sie das Aufwärmen gestalten.

Auslaufen

Wenn Sie gegen den Schluss der Trainingsstunde durch das Walking so richtig in Schwung gekommen sind, sollten Sie Ihren auf Touren gekommenen Körper wieder gezielt beruhigen. Damit ermöglichen Sie dem Organismus einen schnellen Übergang in die Wiederherstellungsphase und beschleunigen die Erholung.
Marschieren Sie deshalb für ein paar Minuten locker und in gemächlichem Tempo. Ihre Herzfrequenz sollte sich dabei wieder auf ca. 100 Schläge pro Minute senken.

Stretching

Körperliche Beweglichkeit ist die Fähigkeit, die Gelenke durch ihren vollen Bewegungsbereich zu führen. Sie ist neben Kraft und Ausdauer eines der Schlüsselelemente der Fitness. Die Flexibilität der Muskulatur und die Beweglichkeit der Gelenke sind von genetischen Faktoren abhängig und lassen mit zunehmendem Lebensalter nach. Sie sind bei Frauen in der Regel größer als bei Männern. Eine gute Beweglichkeit hilft aber nicht nur bei der Ausübung von sportlichen Aktivitäten. Elastische Muskeln und Sehnen und der damit verbundene hohe Bewegungsumfang der einzelnen Gelenke schützen auch vor

Verletzungen und Verspannungen und ermöglichen dem Körper eine aufrechte Körperhaltung und Kraft sparende Bewegungen. Bewegung ist ein Wechselspiel von Muskelanspannung und -entspannung. Auf jede Anspannung folgt eine Entspannung. Sich wiederholende Bewegungen sind nur möglich, indem der eine Muskel (Agonist) das Gelenk streckt und der gegenüberliegende (Antagonist) es anschließend wieder beugt. Je größer die Fähigkeit der Muskeln ist, sich

Brust- und Schultermuskeldehnung an einem Baum.

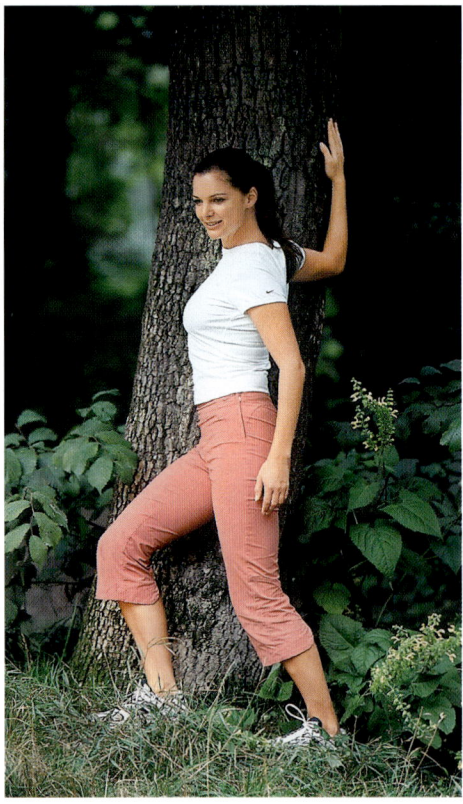

während der Anspannung des Gegenmuskels zu entspannen und zu dehnen, desto Kraft sparender und weicher fallen auch die Bewegungen aus.

Werden einzelne Muskeln regelmäßig und über einen längeren Zeitraum über- bzw. unterbeansprucht, können sie sich langsam verkürzen. So passt sich etwa die Brust-, Rücken- und Beinmuskulatur des sitzenden Menschen mit der Zeit an die Arbeitsstellung an und wird kürzer. Dasselbe geschieht auch bei anderen ständigen Körperhaltungen. Verkürzungen oder muskuläre Ungleichgewichte treten ebenso auf, wenn sich einzelne Muskulaturen im Verhältnis zur Gegenseite zu stark bzw. zu schwach entwickeln.

Mit Hilfe von Dehn- und Mobilisationsübungen kann die individuelle Beweglichkeit verbessert und aufrechterhalten werden – am besten mit Hilfe von mehreren einfachen Übungen, die nur in aufgewärmtem und gut durchblutetem Zustand absolviert werden sollten. In der Übersicht auf S. 126 sind solche Übungen in verschiedenen Schwierigkeitsstufen zusammengestellt. Stretching vor und hauptsächlich nach dem Walking (oder am Arbeitsplatz) hilft Ihnen, Muskelverhärtungen vorzubeugen und eventuelle Spannungen zu lösen. Es steigert das Wohlbefinden und verbessert Ihr Gefühl für den momentanen körperlichen Zustand.

Der Dehnreflex

Wenn der Muskel bewusst oder unbewusst gedehnt wird, reagiert er mit einem Zurückziehen in der entgegengesetzten Richtung der Dehnung. Dies ist ein Schutzmechanismus, denn sonst könnten wir uns selbst be-

liebig in die Länge ziehen und würden damit die Gelenke und anderes Gewebe schädigen. Wenn die Muskeln beansprucht und angespannt werden, verkürzen sie sich kurzfristig jedesmal neu, indem die einzelnen Muskelfasern durch komplizierte chemische Prozesse ineinander gleiten. Indem die beanspruchten Muskulaturen nach dem Training wieder gedehnt werden, können sie schneller wieder ihren ursprünglichen Zustand erlangen.

Es gibt verschiedene Arten von Stretching. Die in diesem Buch vorgestellte Art des Dehnens heißt passives Dehnen und ist für Einsteiger am einfachsten anzuwenden. Besonders wirkungsvoll ist die passive Dehnung, wenn man sich gleichzeitig ein entspannendes Bild oder den sich dehnenden Muskel vorstellt. Auf diese Weise wird auch das Nervensystem beeinflusst, denn dieses hat einen entscheidenden Einfluss auf die Muskellänge.

Übermäßiges Dehnen schadet dem Körper mehr, als dass es nützt; Muskeln, Bindegewebe und Faszien, Sehnen, Bänder, Nerven- und Blutgefäße sind nur begrenzt dehnbar. Sehnen sind das Bindeglied zwischen Muskeln und Knochen und widerstandsfähiger gegen Dehnen als Muskeln.

Achten Sie darauf, dass Sie die empfohlene Dehndauer von 30–60 Sekunden einhalten. Vermeiden Sie unangenehme Schmerzen und ruckartige Bewegungen während des Dehnens.

So dehnen Sie richtig:

➤ Nehmen Sie langsam die Ausgangsstellung für die gewählte Übung ein und überprüfen Sie sie.

➤ Halten Sie die gut spürbare, aber nicht schmerzende Dehnposition zwischen 30 und 60 Sekunden lang ein. In der Muskulatur sollte sich zuerst ein leichtes und schließlich ein gut spürbares Ziehen bemerkbar machen. Absolvieren Sie die Übung 1–3mal.

➤ Lässt die Spannung in der zu dehnenden Muskulatur langsam nach, kann die Dehnung gegen Ende der Übung vorsichtig gesteigert werden.

➤ Atmen Sie ruhig und regelmäßig und richten Sie Ihre Aufmerksamkeit auf die Muskeln, die gerade gedehnt werden.

➤ Lösen Sie die gedehnte Muskulatur wieder langsam aus der Stretching-Stellung.

> Achtung: Forcieren Sie nie die Muskeldehnung; es dürfen keine starken Schmerzen auftreten. Vermeiden Sie wippende Bewegungen.

Kraft

Krafttraining ist nicht nur etwas für Bodybuilder und Spitzenathleten. Wie die Ausdauer ist auch die Kraft ein sehr wichtiger Teil der körperlichen Fitness. Die insgesamt 326 verschiedenen Skelettmuskeln wollen und müssen bewegt werden, ansonsten verkümmern sie.

Mit zunehmendem Alter wird die Kraftkomponente sogar noch wichtiger als die Ausdauerfähigkeit. Der altersbedingte Verlust an Kraft nach dem dreißigsten Lebensjahr beträgt etwa 1 % pro Jahr – das ergibt einen 30 %igen Kraftverlust im Alter von 60 Jahren. Durch den großen Kraftverlust wird der Stoffwechsel um jährlich ca. 0,5 % verlangsamt, was zu einer rapiden Gewichtszunahme führen kann und auch alltägliche Aktivitäten wie Treppensteigen, Gartenarbeiten und Einkaufen immer anspruchsvoller macht. Wie funktionell wir unsere Alltagsbewegungen ausführen, wie wir etwa einen Gegenstand anfassen oder ablegen, wie wir sitzen, schreiben, stehen und arbeiten, ist entscheidend für den Energiehaushalt und für den Abnützungsgrad unserer Gelenke und Organe. Kann die Muskulatur ihre wichtige Stütz-

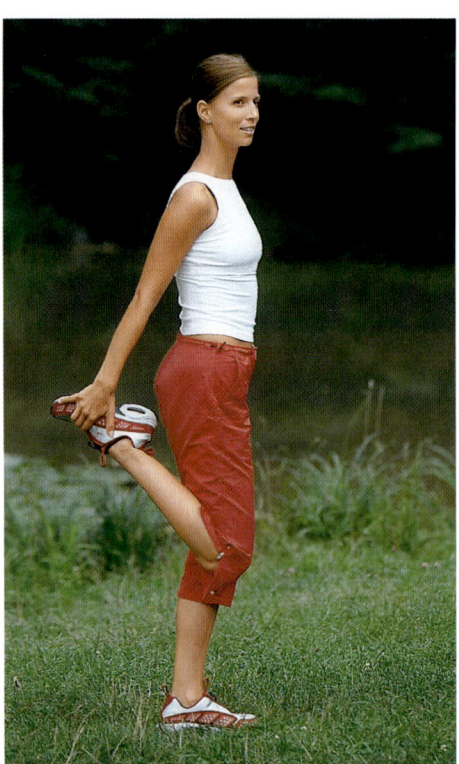

Dehnung der vorderen Oberschenkelmuskulatur

funktion nicht mehr ausüben, werden die Bandscheiben und Gelenkflächen beansprucht, denn normalerweise fangen die Muskeln ein Drittel der Belastungen des Rückgrats auf. Mit zunehmendem Alter und größerer Inaktivität verliert der Mensch mit jedem Jahrzehnt zwischen 3 und 5 % Muskelfasern. Ein gutes Kraftniveau ist aber eine wichtige Grundvoraussetzung, um die »goldenen Jahre« beschwerdenfrei und unabhängig zu genießen.

Neueste Untersuchungen haben bei Senioren bemerkenswerte körperliche Reaktionen auf und Anpassung an das Krafttraining gezeigt. Stoffwechselaktives Muskelgewebe erhöht den Grundumsatz des ruhenden Menschen um ca. 35 Kalorien pro Tag. 35 Kalorien mehr oder weniger verbrennen kann, über die Jahre hinweg, große Auswirkungen auf das Körpergewicht haben.

Beim Walking wird der Oberkörper im Vergleich zur Beinmuskulatur nicht besonders gekräftigt. Ein zusätzliches gezieltes Krafttraining hierfür wird auch Ihre Körperbewegungen während des Walkings und der restlichen Alltagsaktivitäten unterstützen.

Es gibt verschiedene Arten von Kraft. Im Alltag steht weder die Maximalkraft (die größtmögliche Kraft, die gegen einen Widerstand ausgeübt werden kann) noch die Schnellkraft (Kraft, die möglichst explosiv und über kurze Zeit entwickelt wird) im Vordergrund. Hingegen brauchen wir täglich die Kraftausdauer: für den aufrechten Gang und zur Ausführung leichter körperlicher Aktivitäten über längere Zeit.

Ein regelmäßiges Krafttraining verbessert und harmonisiert das Zusammenspiel verschiedener Muskelgruppen. Wenn Sie Kraft gewinnen wollen, müssen Sie Bewegungen gegen einen Widerstand durchführen. Übungen mit dem eigenen Körpergewicht sind dafür gut geeignet. Die auf S. 127 zusammengestellten Kraftübungen sind nicht zu anspruchsvoll und mit einfachen Hilfsmitteln (z.B. Thera-Band) anwendbar. Die durch diese Übungen erzeugten Widerstände reichen oft aus, um die Kraftausdauer des Körpers wirksam zu entwickeln, ohne ihn zu stark zu belasten. Die einzelnen Übungen sind in verschiedene Schwierigkeitsgrade unterteilt. Die Intensität der Übungen wird durch die Wiederholungszahl bestimmt. Um einen guten Effekt zu erzielen, sollten Sie während der letzten 5 Wiederholungen die Ermüdung der zu kräftigenden Muskeln deutlich spüren.

Finden Sie Ihren Mittelpunkt – die neutrale Stellung

Bei der richtigen Körperhaltung verhält es sich wie bei den beiden Farben Schwarz und Weiß: Dazwischen gibt es noch eine vielseitige Graupalette. Auch die Neutralstellung variiert von Mensch zu Mensch. Sie ist die Körperposition, in der ein bestmögliches Gleichgewicht zwischen Skelett und muskulären Kräften herrscht. Dies hat einen äußerst geringen Energieverbrauch zur Folge; Bänder, Muskeln und Gelenke werden dabei nicht überbeansprucht.

Die rückenschonende neutrale Haltung sollte die Ausgangsstellung für alle rückenbelastenden Tätigkeiten inklusive der in diesem Buch aufgeführten Kraftübungen sein. Halten Sie sich dafür möglichst gerade, damit die Wirbelsäule ihre natürliche Form annehmen kann. Kippen Sie das Becken leicht

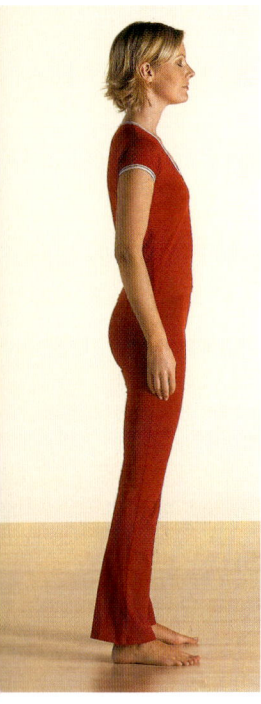 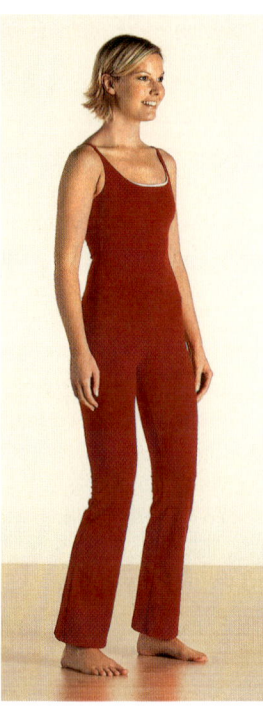

Im Gegensatz zur Hohlkreuzhaltung (links) sind bei der neutralen Körperhaltung (rechts) die Knie leicht gebeugt.

So machen Sie Kräftigungsübungen richtig:

➤ Nehmen Sie im aufgewärmten Zustand die Ausgangsstellung für die gewählte Übung ein und überprüfen Sie sie gut.
➤ Achten Sie auf eine langsame und fließende Ausführung.
➤ Drücken Sie Ihre Ellbogen und Knie niemals ganz durch.
➤ Wiederholen Sie die einzelnen Bewegungen je nach persönlichem Leistungsstand zwischen 12- und 30-mal.
➤ Machen Sie idealerweise 2–3 Durchgänge mit dazwischenliegenden kleinen Pausen von 1–2 Minuten.
➤ Halten Sie Ihre Bauchmuskeln immer angespannt. Diese wichtigen Muskeln entlasten den Ober- und Unterkörper und sorgen für eine ausgewogene Verteilung der Kräfte; bewusst angespannte Bauchmuskeln schützen die Lendenwirbelsäule vor Überlastung und Schäden.
➤ Unterstützen Sie die Bewegungen mit einer bewussten Atmung. Atmen Sie jeweils in der Anspannungsphase aus, um mit der angespannten Bauchmuskulatur den Rücken zu stabilisieren.
➤ Gehen Sie nie an Ihre maximale Leistungsgrenze, doch vergessen Sie auf der anderen Seite nicht, die Übungen Ihrem verbesserten Konditionszustand anzupassen. Steigern Sie die Widerstände, um eine Stagnation zu vermeiden.

nach vorn (leichtes Hohlkreuz) und üben Sie das Anspannen der Bauchmuskulatur. Halten Sie sie einige Sekunden angespannt, und entspannen Sie sie dann wieder.
In den Hüftgelenken besteht jetzt eine leichte Beugung. In dieser Stellung kann sich der Brustkorb gut aufrichten, der Kopf lässt sich mühelos halten. Stellen Sie sich vor, dass ein Bindfaden an Ihrem Kopf befestigt ist, der Sie wie eine Marionette nach oben zieht. Die Arme hängen völlig locker an der Seite. Entspannen Sie die Schultern, und ziehen Sie sie nicht nach oben oder nach hinten. Beugen Sie die Knie ein wenig und verteilen Sie Ihr Körpergewicht auf die Mitte Ihrer Füße. Die Fußspitzen zeigen leicht nach außen.

Die geeignete Walking-Ausrüstung

Schuhe

Die Schuhe sind die wichtigsten Bestandteile der Walking-Ausrüstung. Bei der Wahl eines geeigneten Sportschuhs haben Sie die Auswahl zwischen speziellen Walking-, Jogging- und so genannten Trial-Schuhen.

Walking-Schuhe

Der herausragende Tragekomfort und seine vielseitige Einsatzfähigkeit machten den bequemen Walking-Schuh zum beliebtesten Sport- und Freizeitschuh der neunziger Jahre. Walking-Schuhe wurden für die Bedürfnisse der amerikanischen Walker entwickelt. Sie sind hauptsächlich für den Einsatz auf Asphaltwegen, in Parks, in Fitnessstudios, in Einkaufszentren und nicht zuletzt als Freizeitschuh zu Shorts oder Jeans konzipiert. Für laubbedeckte Waldwege und den Allwettereinsatz eignen sich die superleichten Walking-Schuhe nur beschränkt.

Das Merkmal der speziellen amerikanischen Modelle ist die leicht gerundete »Schaukelstuhlform«, die im Vergleich zum Jogging-Schuh dünnere, elastischere Zwischensohle und die profillose Laufsohle. Damit soll die natürliche und Kraft sparende Abrollbewegung des Fußes von der Ferse über die Großzehe gefördert werden. Die amerikanischen Walking-Schuhe sind nicht besonders rutschfest, weniger gedämpft und im Fersenbereich nicht so stabil wie Jogging- oder Trial-Schuhe.

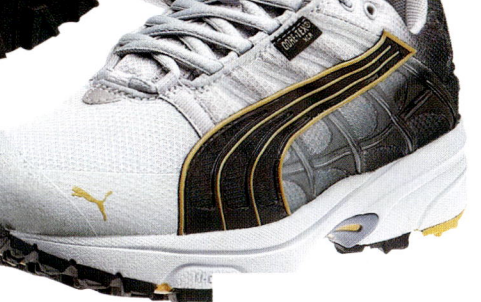

Walking-Schuh

Jogging-Schuh

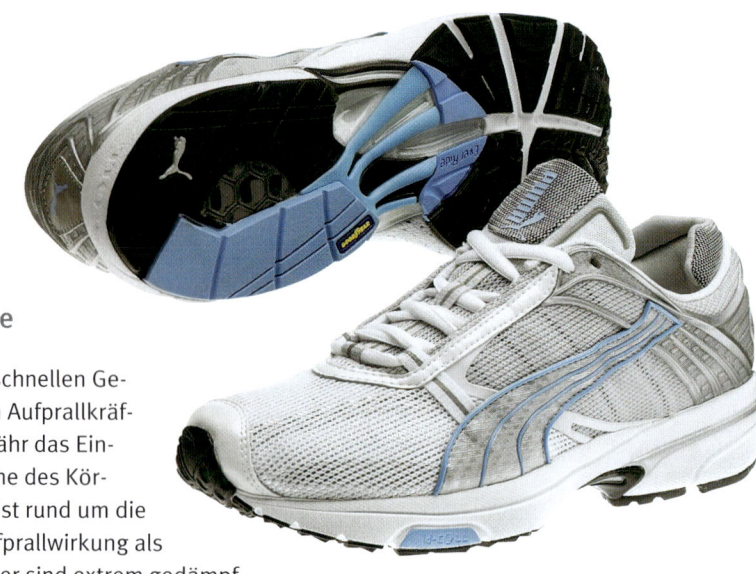

Jogging-Schuhe

Die während des schnellen Gehens auftretenden Aufprallkräfte betragen ungefähr das Ein- bis Anderthalbfache des Körpergewichts. Das ist rund um die Hälfte weniger Aufprallwirkung als beim Jogging. Daher sind extrem gedämpfte Jogging-Schuhe nicht unbedingt nötig. Doch vor allem bei einem untrainierten Bewegungsapparat, Übergewicht, schlechter Gehtechnik, Gelenkbeschwerden und beim Walking auf hartem Untergrund sind Laufschuhe mit bestmöglichen Dämpfungseigenschaften zu empfehlen. Bei den weitverbreiteten Fußfehlstellungen Knick-, Senk- und Plattfuß sind speziell dafür hergestellte Jogging-Schuhe mit guten Führungseigenschaften empfehlenswert.

Trial- oder Outdoor-Schuhe

Für Walker, die ganzjährig und bei jedem Wetter draußen unterwegs sind, eignen sich Laufschuhe mit Wasser abstoßenden Schaftmaterialien. Durch das Hochspritzen des Wassers wird die Schuhspitze beim zügigen Marschieren auf nassem Grund oder durch feuchtes Gras nass.

Die Auswahl an so genannten Trial- oder Outdoor-Schuhen wird auch bei uns immer größer. Die bequemen, meist dunklen Sportschuhe sind nicht so biegsam wie Walking-Schuhe, aber sehr robust und griffig. Das Schaftmaterial ist meistens imprägniertes Leder oder Wasser abweisender Kunststoff. Trial-Schuhe sind die sportliche Konkurrenz der traditionellen Leichtwanderschuhe und eignen sich für alle Freiluftaktivitäten.

Genug Zeit für den Schuhkauf

Lassen Sie sich in einem Fachgeschäft beraten und Ihren Fuß durch das Verkaufspersonal beurteilen. Nehmen Sie sich genug Zeit für den Schuhkauf (mindestens 45 Minuten), und achten Sie darauf, dass Sie den Schuh vorzugsweise auf Asphalt probelaufen können. Nur so können Sie die Laufeigenschaften der verschiedenen Schuhe einigermaßen beurteilen. Sie variieren von Schuh zu Schuh und sind von Körpergewicht, Laufstil und Fußform abhängig.

Der Fuß weitet sich während körperlicher Aktivität infolge von Blutstauungen aus; zudem wird der Schuh bei der Beugung etwas kürzer, und der Fuß rutscht ganz leicht nach vorn. Probieren Sie die Walking-Schuhe mindestens 0,5 Zentimeter länger an, und versuchen Sie mit einem Probelauf bergab herauszufinden, ob die Schuhe lang genug sind. Während des Walkings kann man die einzelnen Zehen mit ihren dazugehörenden kurzen und langen Muskeln, die bis hinauf in den Unterschenkelbereich reichen, bewusst einsetzen. Dies ist allerdings nur möglich, wenn die Zehen genügend Spielraum haben. Bedenken Sie beim Schuhkauf, dass Modelle mit vielen Schnürlöchern eine bequemere Passform einrichten lassen. Wenn Sie beispielsweise einen hohen Fußbogen haben oder eine Schwellung am Fußrücken, können Sie ein paar Schnürlöcher auslassen und damit Platz schaffen, um den Druck zu reduzieren.

Gute Sportschuhe sind der wichtigste Ausrüstungsgegenstand für das Walking. Nehmen Sie sich genug Zeit für den Einkauf. Eine fachmännische Fußanalyse oder die Beurteilung der bisher getragenen Schuhe gehören zu jeder guten Sportschuhberatung. Lassen Sie die Füße und nicht die Augen entscheiden!

Die Lebensdauer von solchen Sportschuhen beträgt, abhängig von Körpergewicht, Fußstellung und Lauftechnik, zwischen 800 und 1500 km. Warten Sie nicht zu lange mit dem Ersetzen Ihrer Walking-Schuhe. Einseitig abgelaufene Schuhe sind die beste Voraussetzung, um Ihre Gelenke zu überlasten. Jede Verschiebung der Fußstellung führt zu einer einseitigen Belastung, die sich über die Gelenke des Körpers in Richtung Kopf fortpflanzt und im gesamten Körper Fehlhaltungen und Muskelverspannungen auslösen kann.

TIPPS FÜR DEN SCHUHKAUF

• *Erkundigen Sie sich bei Walkern oder Joggern nach einem guten Sportgeschäft mit kompetenter Beratung.*

• *Nehmen Sie sich genug Zeit für den Schuhkauf (mindestens 45 Minuten) und lassen Sie Ihren Fuß durch das Verkaufspersonal beurteilen.*

• *Überlegen Sie sich sehr genau die Antworten auf folgende Fragen, die ein guter Verkäufer stellen sollte:*
– Wie oft walken Sie in der Woche?
– Was ist Ihre bevorzugte Walking-Unterlage (Asphalt, Waldboden usw.)?
– Haben Sie irgendwelche Beschwerden am Bewegungsapparat?
– Wie hoch ist Ihr Körpergewicht?
– Waren Sie mit Ihrem bisher getragenen (Walking-)Schuh zufrieden?

• *Achten Sie beim Kauf auf eine fußgerechte Schuhform, die eine größtmögliche Zehenfreiheit gewährleistet.*

• *Für Einsteiger eignen sich auch klassische Joggingschuhe.*

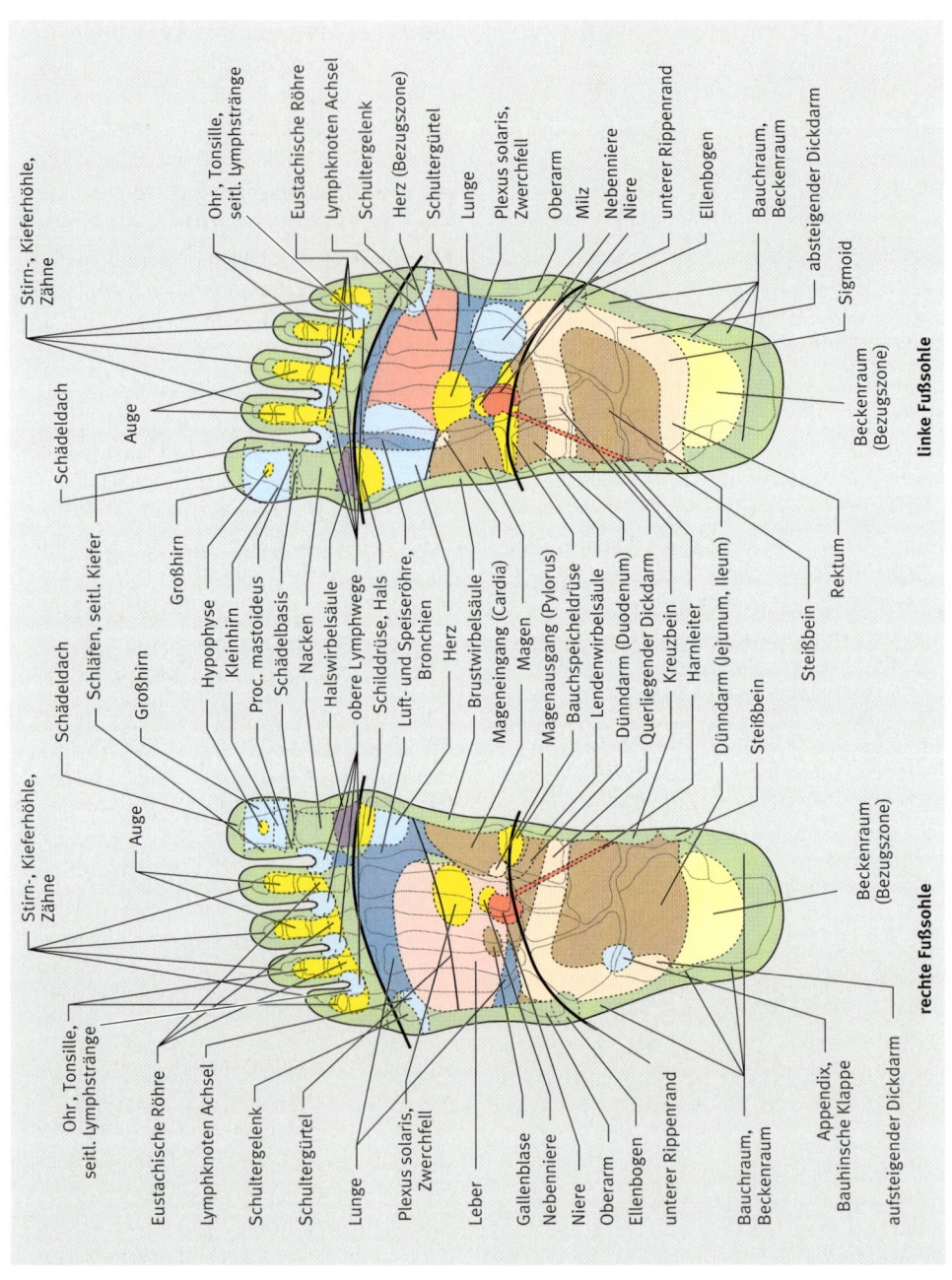

Stirn-, Kieferhöhle, Zähne
Schädeldach
Auge
Ohr, Tonsille, seitl. Lymphstränge
Eustachische Röhre
Lymphknoten Achsel
Schultergelenk
Herz (Bezugszone)
Schultergürtel
Lunge
Plexus solaris, Zwerchfell
Oberarm
Milz
Nebenniere
Niere
unterer Rippenrand
Ellenbogen
Bauchraum, Beckenraum
absteigender Dickdarm
Sigmoid
Beckenraum (Bezugszone)

linke Fußsohle

Schädeldach
Großhirn
Hypophyse
Kleinhirn
Proc. mastoideus
Schädelbasis
Nacken
Halswirbelsäule
obere Lymphwege
Schilddrüse, Hals
Luft- und Speiseröhre, Bronchien
Herz
Brustwirbelsäule
Mageneingang (Cardia)
Magen
Magenausgang (Pylorus)
Bauchspeicheldrüse
Lendenwirbelsäule
Dünndarm (Duodenum)
Querliegender Dickdarm
Kreuzbein
Harnleiter
Dünndarm (Jejunum, Ileum)
Steißbein
Steißbein
Rektum

Schläfen, seitl. Kiefer
Großhirn

Stirn-, Kieferhöhle, Zähne
Auge
Ohr, Tonsille, seitl. Lymphstränge
Eustachische Röhre
Lymphknoten Achsel
Schultergelenk
Schultergürtel
Lunge
Plexus solaris, Zwerchfell
Leber
Gallenblase
Nebenniere
Niere
Oberarm
Ellenbogen
unterer Rippenrand
Bauchraum, Beckenraum
Appendix, Bauhinsche Klappe
aufsteigender Dickdarm
Beckenraum (Bezugszone)

rechte Fußsohle

Bei weit verbreiteten Fußfehlstellungen wie Knick-, Senk- und Plattfüßen ist der Kauf speziell dafür hergestellter Joggingschuhe mit guten Führungseigenschaften anzuraten.

Fortgeschrittenen sind spezielle Walkingschuhe oder so genannte Lightweigth-Trainers (leichte, sehr biegsame Joggingschuhe für fortgeschrittene Läufer) zu empfehlen. Die eher dünne, dafür sehr elastische Zwischensohle ermöglicht eine fließende Abrollbewegung und eine optimale Fußgelenksarbeit.

Für diejenigen, die bei jedem Wetter auf die Piste gehen, sind wasserfeste Trial- oder Outdoor-Schuhe mit griffigem Profil zu empfehlen.

Beim Kauf ist zu bedenken, dass die typischen amerikanischen Walkingschuhe nicht besonders rutschfest und im Fersenbereich nicht so stabil sind wie Jogging- oder Trialschuhe.

Knöchelhohe Sportschuhe oder Leichtwanderschuhe sind für das Walking nicht geeignet.

Bei nassem Wetter machen die richtigen Socken den Unterschied aus. Spezielle Materialien (keine Baumwolle!) halten die Füße warm.

Warten Sie nicht zu lange mit dem Ersetzen Ihrer Walkingschuhe. Einseitig abgelaufene Schuhe sind die beste Voraussetzung, um Ihre Gelenke zu überlasten.

Die Reflexzonen der Füße

Barfußlaufen – die natürlichste Fußreflexzonenmassage

Von allen unseren Körperteilen werden die Füße am meisten gebraucht, aber am schlechtesten behandelt. Wir verlangen unseren Füßen Tag für Tag viel ab, doch bei der Körperpflege werden sie oft vergessen. Ob das daran liegt, dass die Füße so weit vom Kopf oder vom Badezimmerspiegel entfernt sind?

Der Fuß besteht aus 28 Knochen und 32 Gelenken und hat wie die Wirbelsäule einen unmittelbaren Einfluss auf unsere gesamte Körperhaltung. Vergleichbar mit einer kräftigen und beweglichen Wirbelsäule hat auch eine trainierte Fußmuskulatur positive Auswirkungen auf die Haltung und die Bewegungen. Selbst wenn jemand viel auf den Beinen ist, garantiert das noch lange nicht, dass er seine Füße ausreichend bewegt und trainiert.

Die beste Möglichkeit, die Beweglichkeit und Funktionsfähigkeit der Füße zu fördern, ist das Barfußlaufen auf einer Wiese oder im Sand. Das Gehen auf weichem Untergrund hält den Fuß beweglich, kräftigt die Fuß- und Unterschenkelmuskeln und hilft, Fußschäden vorzubeugen. Barfußgehen im Gras ist ein zwar ungewohntes, aber wunderbares Erlebnis und eine gute sowie kostenlose Reflexzonenmassage.

In der Fußreflexzonentherapie geht man davon aus, dass sich der ganze Körper mit all seinen Funktionen auf den Fußsohlen widerspiegelt. Die einzelnen Zonen stehen in direkter Verbindung mit den entsprechenden Regionen des Körpers. Als der Mensch noch ohne feste Schuhsohlen unterwegs war, erfüllten die Reflexzonen der Füße die Aufgabe eines Selbstheilungssystems. Durch den Druckreiz von Steinen und Wurzeln wurde die Durchblutung in den korrespondierenden Regionen gefördert, und die körpereigenen Heilungskräfte wurden angeregt.

Mit der Entwicklung zum Büromenschen und der Verbetonierung von Wiesen und Wäldern hat dieses Heilsystem seine Wirkung immer mehr verloren.

Keine Tiergattung außer dem Affen besitzt ähnliche Hände und Füße wie der Mensch. So mag gerade das Sichaufrichten auf zwei Beine mit derart gestalteten Füßen der Ursprung für die Entwicklung des Gehirns sein: Dadurch, dass das ganze Körpergewicht plötzlich über die Fußsohlen auf den Boden drückte, wurden auch die Reflexzonen stärker stimuliert und mehr Reflexreize ins Gehirn transportiert. Von diesem Zeitpunkt an bis zu unseren Tagen lernte das Unterbewusste im Menschen, auf die verschiedenen Empfindungen der Füße beim Kontakt mit dem Boden zu achten. Reparatursysteme wurden entwickelt und ausprobiert, auch die mögliche Nutzung der Einwirkungen beim Barfußlaufen über das Gelände. Reflexgebiete wurden aufgebaut, Reflexe erkannt und, sofern nutzbringend, entsprechend codiert und in den unbewussten Ablauf des Lebens eingebaut. Nicht brauchbare, wiederkehrende Reflexereignisse aber wurden als Schmerz ins Bewusstsein gebracht. So können wir auf solche Einwirkungen reagieren. Wir sind in unserer Entwicklungsgeschichte noch relativ nah am täglich barfuß laufenden Wesen. So hat unser Körper die mit dem Entwicklungsprozess erworbene Erwartung in bezug auf die Fußsohlen in Verbindung mit

dem Gehen nicht »vergessen«. Das bedeutet aber, dass das Unterbewusste erwartet, dass der eine oder andere spitze oder harte Gegenstand am Boden sich in die Fußsohle drückt. Es erwartet auch, dass solcher Druck reflektorisch in zugehörige Körpergebiete wandert. Durch die Entwicklung der Fußbekleidung bis hin zum heutigen Schuh wurde der Fuß immer mehr dem Natürlichen entfremdet. Da in unserer westlichen Zivilisation der Schuh zur täglichen Bekleidung gehört, wird der Fuß kaum noch bzw. zu wenig barfuß benützt. Wenn aber der Fuß im Schuh steckt, wird die im Unterbewussten verankerte Erwartung beim Gehen nicht erfüllt. Der heutige Schuh ist zudem nicht förderlich, da er mit weitgehend glatter, ebener Innenfläche dem Fuß den ganzen Tag über nur ein und dieselbe gerade Fläche anbietet. Von Natur aus ist aber der Fuß so codiert, dass sich beim Gehen das Gelände fortwährend ändert. Darüber hinaus sind die Füße in ungeeigneten Schuhen so eingezwängt und örtlich fixiert, dass negative Reflexwirkungen die Regel sind. Im Unterbewusstsein fehlt die Erfüllung der Erwartung, es tritt darüber hinaus sogar eine Störung dieser Erwartungshaltung ein.

Bei der Reflexzonenmassage (selbst oder durch einen anderen ausgeführt) wird das Barfußlaufen nachgeahmt. Der Fuß erkennt die eigentliche Täuschung nicht und gibt die Empfindungen als annähernd ähnlich wie das Barfußlaufen zur Erfüllung der Erwartung weiter. Barfußlaufen ist die natürlichste Fußreflexzonenmassage. Das sollten Sie sich einprägen und immer, wenn es nur möglich ist, barfuß gehen! Und: Barfußlaufen ist sicherer, als Sie denken – die Haut der Füße ist sechsmal widerstandsfähiger gegen Verletzungen als die Haut an anderen Teilen des Körpers.

Socken

Bei kaltem und nassem Wetter machen die richtigen Socken den Unterschied aus. Nasse Baumwolle wird auf der Haut unangenehm kalt. Was sportlich Aktive schon lange wissen, die sich deshalb mit funktioneller Sportunterwäsche einkleiden, gilt auch für die Füße. Wer mit Baumwollsocken unterwegs ist, wird sich über den unvorhergesehenen Tritt in die Wasserpfütze doppelt ärgern. Das Nässe- und Kältegefühl bleibt dann bis ans Ende des Trainings bestehen. Spezielle Winterlaufsocken sind zwar im Sommer wegen ihres hohen Wollanteils fast zu warm, im Winter oder im Regen bleiben sie aber auch in nassem Zustand warm.

Funktionelle Bekleidung bei Wind und Wetter

Vor allem im Winter und unter schlechten Wetterbedingungen ist es wichtig zu wissen, wie man sich optimal gegen Wind, Kälte und Nässe schützen kann – schließlich gibt es kein schlechtes Wetter, das einen vom Training abhält, sondern nur ungeeignete Trainingsbekleidung!
Bei der Schlechtwetterbekleidung unterscheidet man zwischen hautnahen und äußeren Bekleidungsschichten. Beide sind aus hoch entwickelten synthetischen Textilfasern. Im Gegensatz zur dafür ungeeigneten Baumwolle lassen diese Fasern auch in nassem und voll geschwitztem Zustand kein Kältegefühl aufkommen.

Doppelflächige Unterwäsche besteht aus zwei fest miteinander verbundenen Funktionsschichten. Die innere saugt den Schweiß auf und leitet ihn durch einen Löschblatt-Effekt zur Verdunstung in die äußere Speicherschicht. So bleibt die Körpertemperatur lange konstant. Eine atmungsaktive Sportunterwäsche gehört deshalb zur Standardausrüstung jedes Walkers.

Denken Sie bei schlechtem Wetter an den Postboten, der auch bei jedem Wetter unterwegs ist, und kleiden Sie sich nach dem »Zwiebelschalensystem«, bei dem jedes Kleidungsstück das andere ergänzt. Bei den äußeren Textilien gibt es wasserfeste oder wasserdichte Materialien. Die wasserfesten Jacken oder Hosen schützen gut gegen Wind und Kälte und sind relativ atmungsaktiv. Wasserdichte Bekleidung ist zudem wasserundurchlässig; dafür ist sie häufig nicht mehr so atmungsaktiv und kann die Bewegungsfreiheit einschränken.

Wie jedes andere Regulationssystem ist auch das Temperaturempfinden unterschiedlich und gewohnheitsabhängig. Die Bekleidung bei kühlem Wetter kann je nach Typ ganz verschieden ausfallen: Der »kalte Typ« benötigt z. B. schon viel eher Handschuhe als der »heiße«.

Walking-Variationen

Je fitter Sie durch Ihr Walking-Programm geworden sind, umso härter müssen Sie trainieren, um Ihre Herzfrequenz weiter zu steigern. Auch das Herz ist durch das Training leistungsfähiger geworden und verlangt nach neuen Herausforderungen. Für Fortgeschrittene und für besser Konditionierte, die aus Furcht vor Verletzungen sanft trainieren wollen, gibt es verschiedene Trainingsmethoden, die sich zur Intensivierung und zur abwechslungsreicheren Gestaltung des Trainingsprogramms eignen.

Intervalltraining

Die Vorteile der Intervallmethode sind eine überdurchschnittlich hohe Gehgeschwindigkeit und die damit verbundene Belastungssteigerung. Intervalltraining ist eine Trainingsmöglichkeit für Fortgeschrittene und sehr gewinnbringend, um die maximale Leistung zu steigern. Teilen Sie Ihre gewohnte Gesamtlaufstrecke oder -dauer in einzelne Teilstrecken oder Teilzeiten ein (z. B. 4 x 1 Kilometer oder 6 x 4 Minuten). Laufen Sie jedes Teilstück bzw. jede Teilzeit (Intervall) in höchstmöglichem Tempo. Auf jede Belastungsphase folgt eine Gehpause von 30–60 Sekunden. Gestalten Sie die Erholungspausen nicht zu lang, damit die Kreislaufbelastung nicht zu stark abfällt und der Dauerleistungscharakter des Trainings erhalten bleibt.

Walking mit Gewichten

In Amerika steigern fortgeschrittene Walker die Trainingsintensität durch Benützung von Gewichten. Der Einsatz von Kurzhanteln kann die Sauerstoffaufnahme, die Herzfrequenz und den Kalorienverbrauch während des Trainings um 5–10 % erhöhen. Um den Bewegungsapparat und die Muskulatur nicht übermäßig zu belasten, sind eine korrekte Haltung und technisch saubere Bewegungsausführungen die Grundvoraussetzungen für das Walking mit Zusatzgewichten. Umfassen Sie die Hanteln immer locker, um die Durchblutung nicht einzuschränken. Übertreiben Sie auf keinen Fall bei der Wahl des Gewichts (maximal 2 kg). Beginnen Sie mit kleinstmöglichen Gewichten auf kurzen Distanzen und steigern Sie die Last und die Streckenlänge nur langsam. Gebrauchen Sie keine Fußgewichte, sie bedeuten nur eine zusätzliche Belastung für Knie und Fußgelenke. Wenn Sie das Gehen mit Gewichten schon ein wenig gewöhnt sind, können Sie mit speziellen Bewegungen beginnen (ein beidarmiges Armpumpen, abwechselndes Armstrecken auf Schulterhöhe usw.).

Bergaufgehen

Beim Bergaufgehen erhöht sich der Sauerstoffbedarf des Körpers um ein Vielfaches.

Eine 10%ige Steigung hinaufzugehen erfordert etwa doppelt so viel Energie wie die gleiche Strecke in ebenem Gelände. Je steiler der Hügel ist, desto höher ist auch der Energieaufwand.

Großflächige Muskulaturen wie die Oberschenkel- und Gesäßmuskulatur müssen dabei einen ungewohnt hohen Widerstand überwinden. Zudem muss die rückseitige Oberschenkelmuskulatur mit großem Aufwand den Körperschwerpunkt über das Standbein hinausbewegen und die Wadenmuskulatur bei jedem Schritt kräftig aus dem Fußgelenk abstoßen.

Bergaufläufe können in hügeligem Gelände in Wiederholungsmethode (z. B. 10 x 400 m) oder Dauermethode (30 Minuten ohne Unterbrechung) absolviert werden. Sie sollten darauf achten, dass die Steigungen in demselben Tempo gelaufen werden wie die Flachstrecken. Beugen Sie den Körper in den Steigungen leicht nach vorn und unterstützen Sie mit bewusstem Armschwingen die Beinarbeit.

Das anschließende Gefälle kann zur Erholung genutzt oder schnell gelaufen werden. Wegen der Abbremsarbeit, die die Beinmuskulatur während des Abwärtslaufens zu leisten hat, ist der Energieverbrauch beim Abwärtslaufen überraschend hoch. Um die stark belastenden Aufprallkräfte beim Abwärtsgehen niedrig zu halten oder bei Ermüdungsschmerzen im Oberschenkel ist das Rückwärtsgehen zu empfehlen. Rückwärtsgehen kräftigt außerdem die entgegengesetzten Muskeln und sorgt für mehr Ausgewogenheit der Beinmuskulatur. Beim Schnellgehen in unebenem Gelände ist der Energieverbrauch höher als beim Gehen

auf asphaltierten Straßen. Die Muskeln müssen viel mehr Stützarbeit leisten, um den Körper mit all seinen Gelenken zu stabilisieren. Eine weitere Möglichkeit zur Kräftigung der Waden-, Oberschenkel- und Gesäßmuskulatur sowie des Herz-Kreislauf-Systems sind Treppenläufe. Lange, mehr oder weniger steil ansteigende Treppen, die zügig hinauf- und erholsam wieder heruntergelaufen werden, eignen sich gut dafür. Treppen finden Sie übrigens an fast jedem Arbeitsplatz und auch im Einkaufszentrum: Vergessen Sie den Aufzug oder die Rolltreppe, entscheiden Sie sich Ihrer Fitness zuliebe für die Treppe!

Beim Bergaufgehen wird besonders viel Energie verbraucht.

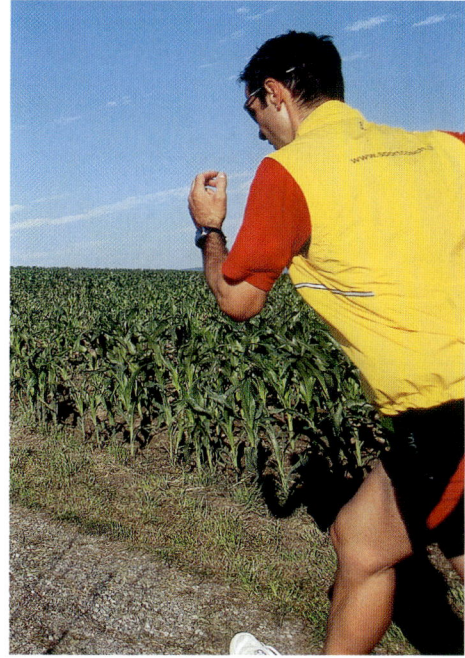

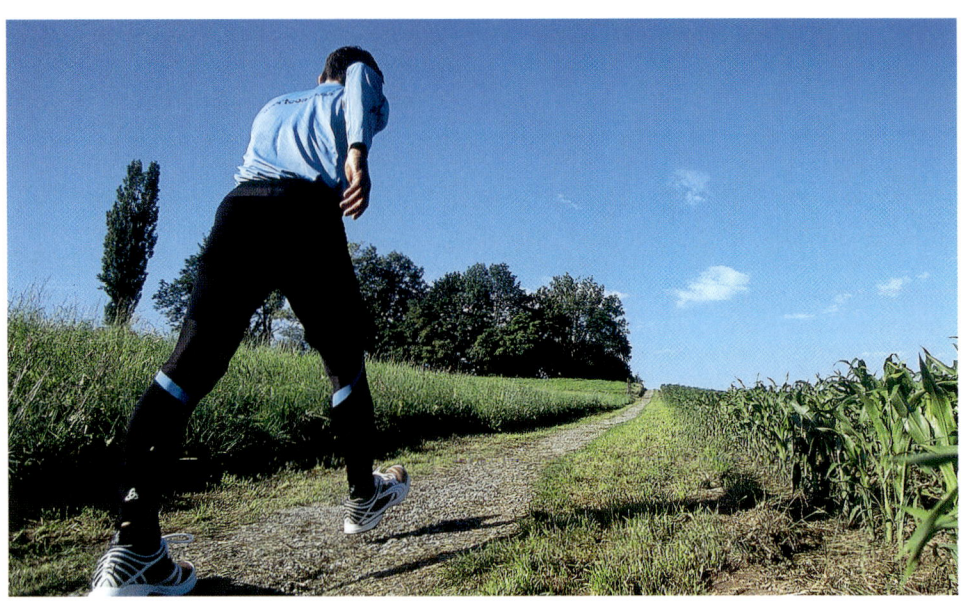

In Steigungen wird der Oberkörper leicht nach vorn gebeugt.

Jogging und Walking lassen sich gut kombinieren.

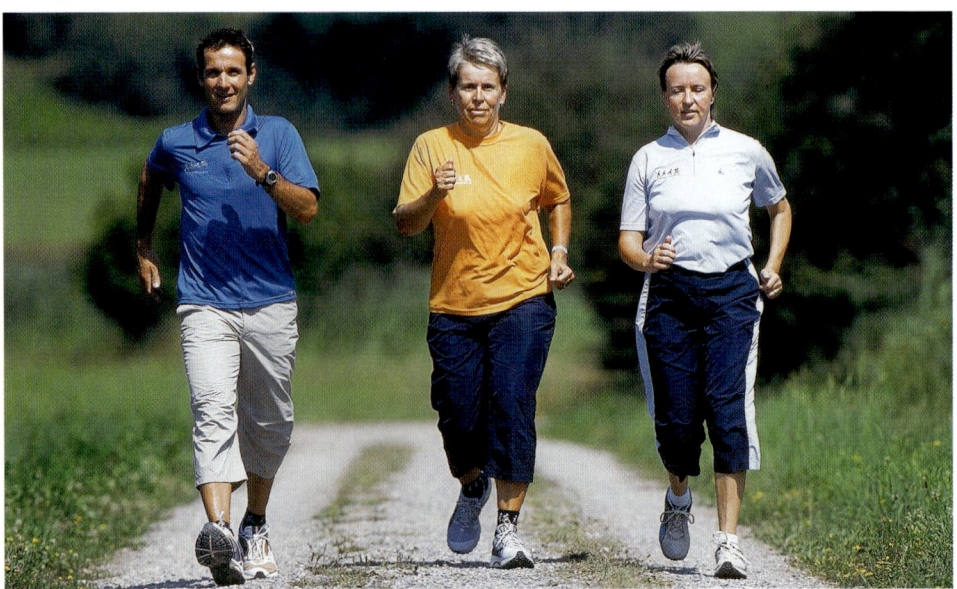

Walk and Jogg

Kombinieren Sie Walking mit Jogging. Walken Sie z. B. in den Steigungen und joggen Sie in der Ebene. Joggen Sie ganz bewusst, d. h., machen Sie kurze, kleine Schritte bei niedrigem Tempo, um Ihren Bewegungsapparat und Ihre Beinmuskulatur nicht zu stark zu strapazieren. Wärmen Sie sich besonders gut auf und vergessen Sie auf keinen Fall, die Waden- und Oberschenkelmuskulatur nach dem Training gut zu dehnen.

Geschwindigkeits-Walking

Walking orientiert sich grundsätzlich an guter Gesundheit und körperlicher Fitness und nicht an der Geschwindigkeit und einer perfekten Technik. Mit der wachsenden Beliebtheit und Verbreitung dieses Sports wird sich aber auch das natürliche Leistungsdenken, das uns Menschen eigen ist, durchsetzen. Erfahrungsgemäß finden ca. 5–8 % der Ausübenden eines Massensports Gefallen daran, diesen auch mit Wettkampfambitionen zu betreiben.

Wenn Sie zu den Leuten gehören, die durch Walking topfit geworden sind, Fitness- und Power-Walking und all die anspruchsvolleren Trainingsmittel wie Intervall- und Bergaufgehen ausprobiert haben, aber nicht mit dem Laufsport beginnen möchten, dann können Sie mit dem Geschwindigkeitsgehen oder eben Geschwindigkeits-Walking Ihre Leistungsfähigkeit weiter steigern. Das Geschwindigkeits-Walking fängt dort an, wo das Fitness-Walking aufhört, nämlich bei der Perfektionierung der Gehtechnik und einer

weiteren Steigerung der Geschwindigkeit. Die Bezeichnung Geschwindigkeits-Walking ist dafür verantwortlich, dass dieser Walking-Disziplin mit viel Skepsis begegnet wird. Dass jemand am Geschwindigkeits-Walking interessiert ist, heißt aber nicht, dass er aus einem Fitness- einen Wettkampfsport machen will. Geschwindigkeits-Walking eignet sich jedoch ideal zur Optimierung der Gehtechnik. Wenn sich jemand nach einigen Jahren Tennis spielen oder Skilanglauf dazu entschließt, seine Technik zu optimieren, und dafür einige Tennis- bzw. Skilanglauflektionen besucht, dann bedeutet das ja auch nicht, dass er dann »Geschwindigkeits-Tennis« spielen oder an Langlaufwettkämpfen teilnehmen muss.

Die meisten Meinungen beruhen auf falschen Vorstellungen über den ungewöhnlich erscheinenden Bewegungsablauf und entsprechen nicht den Tatsachen. Die Verletzungsquote von Leistungsgehern ist zum Beispiel sehr niedrig und entspricht nur einem Bruchteil derer von Leistungsläufern. Das hat hauptsächlich damit zu tun, dass es sich um gelenkschonende Bewegungen handelt, deren technisch saubere Ausführung das A und O des Geschwindigkeits-Walkings sind.

Grundsätzlich unterscheidet sich das Geschwindigkeits-Walking nur in zwei typischen Eigenarten von den anderen Techniken: im seitlichen Abkippen der Hüfte und im vollständig gestreckten Bein in der Auftrittsphase. Das Abkippen der Hüfte verlängert bei richtiger Ausführung die Schrittlänge um ca. eine Fußlänge. Zusätzlich hilft diese Bewegung dem Geher, sich zu entspannen und die Aufprallkräfte zu dämpfen. Das nach

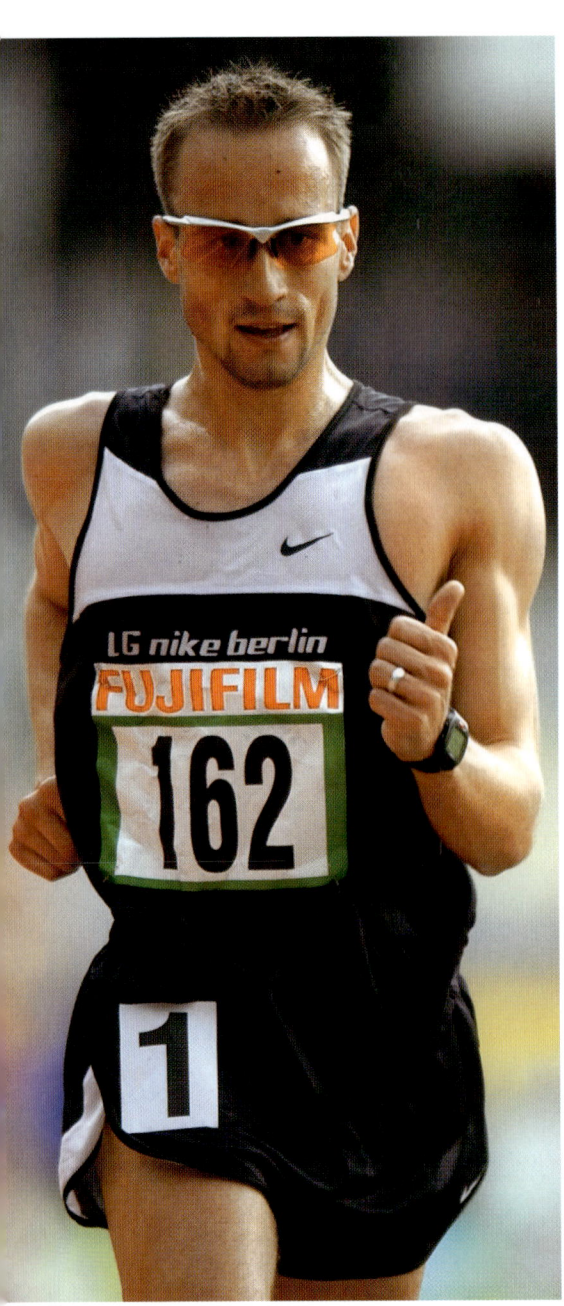

vorn schwingende Bein ist beim Auftritt fast oder vollständig gestreckt, um eine fließende dynamische Bewegung zu ermöglichen. Bei der »erlaubten« Geschwindikgkeits-Walking-Technik (während Wettkämpfen werden die Bewegungen von einem Schiedsgericht kontrolliert) muss immer ein Fuß Kontakt mit dem Boden haben, um zu verhindern, dass man in den Laufschritt verfällt. Das Geschwindigkeits-Walking verlangt besonders weiche und fein abgestimmte Körperbewegungen bei maximalem Energieaufwand und stellt hohe Ansprüche an Ausdauer, Kraft, Beweglichkeit und Koordination. Die richtige Technik ist relativ schwer zu erlernen und bedarf idealerweise einer Einführung durch eine kompetente Person. Dem Interessierten bleibt aber oft nichts anderes übrig, als sie auf eigene Faust zu erlernen, denn nur wenig Leute sind mit dieser Art des Gehens vertraut. Wenn Sie die Geschwindigkeits-Walking-Technik jedoch nach schriftlichen Beschreibungen oder Fernsehübertragungen selbständig erlernen und ausüben wollen, sollten Sie auf einige Punkte achten.

Die häufigsten Fehler beim Geschwindigkeits-Walking

Die Arme werden zu stark zur Seite bewegt:

➤ Übermäßiges Seitwärtsschwingen der Arme verhindert eine Kraftübertragung des Armschwungs in die Vorwärtsbewegung.

Geschwindigkeits-Walking:
10-Kilometer-Gehen der Männer

➤ Beugen Sie die Arme in einem 90°-Winkel und bewegen Sie sie hüftnah neben dem Körper. Ziehen Sie die Arme jeweils kraftvoll nach hinten und schwingen Sie sie in der Erholungsphase wieder locker nach vorn bis zum Brustbein, aber keinesfalls über die Körperhälfte hinaus.

Der Fuß landet zu weit vor dem Körper:

➤ Viele Fitness- und Geschwindigkeits-Walker denken irrtümlicherweise, dass sie, um schneller zu werden, ihre Schrittlänge vergrößern müssen. Das Gegenteil ist der Fall: Kurze Schritte machen schneller. Je größer die Distanz zwischen dem Körper und dem Landefuß ist, desto stärker wird die Vorwärtsbewegung dadurch abgebremst; der Körper benötigt mehr Zeit, um die Schrittbewegung abzuschließen. Zudem erhöhen sich so die Aufprallkräfte, die auf das Knie wirken, und damit das Verletzungsrisiko.

➤ Vermeiden Sie ein zu weites Aufsetzen des Fußes vor dem Körper. Elite-Geher versuchen sogar, mit der Ferse beinahe unter dem Körper aufzusetzen. Mit einer verbesserten Geschwindigkeits-Walking-Technik (bessere Beweglichkeit der rückwärtigen Oberschenkelmuskulatur und der Hüfte) wird sich auch die Schrittlänge hinter der Körperachse vergrößern. Versuchen Sie, Ihre komfortable und Ihrer Beinlänge entsprechende Schrittlänge zu finden. Steigern Sie die Schrittfrequenz, um die Geschwindigkeit zu erhöhen.

Der Abstoßfuß wird zu früh vom Boden abgehoben:

➤ Die kräftige Abstoßbewegung des hinteren Fußes hat die größte Wirkung auf die Vorwärtsbewegung. Durch ein zu frühes Anheben des Abstoßfußes kann nicht die volle Kraft entfaltet werden.

➤ Konzentrieren Sie sich auf einen möglichst langen Bodenkontakt des Abstoßfußes. Stoßen Sie kräftig aus dem Fußgelenk und über die Großzehe vom Boden ab (nach vorn, nicht nach oben). Entwickeln Sie für eine gute Abstoßtechnik Ihre Wadenmuskulatur.

Gehen mit nach außen gedrehten Füßen:

➤ Nach außen gedrehte Fußspitzen verkürzen die Schrittlänge um einige Zentimeter. Über eine Streckenlänge von mehreren Kilometern addieren sich diese Zentimeter zu einigen Metern.

➤ Werden Sie sich der Funktion der Muskulatur auf der Beininnenseite bewusst und gebrauchen Sie sie, um mit den Füßen gerade aufzusetzen.

Zu flache Abrollbewegungen der Füße:

➤ Wenn man sich der idealen Abrollbewegung der Füße nicht bewusst ist oder eine untrainierte Fußhebemuskulatur hat, werden die Füße zu flach aufgesetzt.

➤ Beim Race-Walking wird die Ferse idealerweise in einem bis zu 45° steilen Winkel aufgesetzt. Ein steileres Aufsetzen des Fußes ermöglicht einen größeren Bewegungsumfang und eine wirksamere Fußgelenkarbeit. Für ein steiles Aufsetzen des Fußes braucht es eine kräftige und ausdauernde vordere Schienbein- und eine elastische Wadenmuskulatur. Beginnen Sie mit einem flacheren Aufsetzen und steigern Sie den Winkel von Woche zu Woche. Kräftigen und dehnen Sie Ihre Unterschenkelmuskulatur regelmäßig.

Eine gute Kräftigungsübung: langsames Gehen auf der Ferse und den Zehenspitzen.

Drills

Die richtige Geschwindigkeits-Walking-Technik ist sehr anspruchsvoll. Technische Übungen, so genannte Drills, helfen Ihnen, die einzelnen Bewegungsphasen isoliert zu üben, um sie anschließend in den vollständigen Bewegungsablauf zu integrieren.

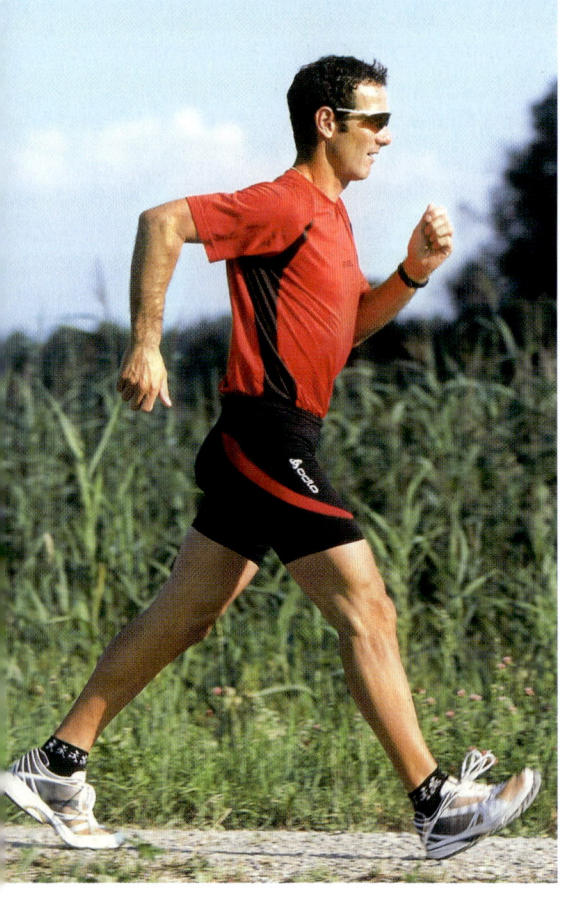

➤ Armschwung: Üben Sie die Armschwünge zuerst im Stehen, idealerweise vor einem Spiegel. Beugen Sie die Arme in einem Winkel von 90 Grad, und ziehen Sie sie bewusst und schwungvoll nach hinten. Der Daumen befindet sich am Ende der Bewegung ca. eine Faustbreit hinter der Hüfte. Beim Vorwärtsbringen schwingt die Hand entspannt auf Brustbeinhöhe nach vorn und befindet sich leicht vor der Brust.

➤ Hüftkippen in der Standphase: Üben Sie das Hüftkippen zuerst langsam und vor einem Spiegel. Verlagern Sie Ihr ganzes Körpergewicht auf das Stützbein, als ob Sie vor einem Schaufenster stehen würden. Strecken Sie das Stützbein vollständig. Beugen Sie nicht die Knie, und drücken Sie die Hüfte nicht zur Seite.

➤ Kombination: Kombinieren Sie Arm- und Hüftbewegungen miteinander, ohne sich vorwärts zu bewegen.

➤ Vorlage und Beinarbeit: Neigen Sie sich leicht nach vorn (maximal 5°), wobei die Vorlage in den Fußgelenken und nicht in der Hüfte entsteht. Bringen Sie Schwungbein und -arm nach vorn. Setzen Sie mit gestrecktem Bein und entspannter Hüfte auf der Ferse auf. Nicht vergessen: Der Rückfuß behält so lange Bodenkontakt, bis auch der vordere Fuß am Boden aufkommt. Stellen Sie sich vor, dass die Füße auf einer imaginären geraden Linie landen.

➤ Körperhaltung: Brustkorb, Schulter und Kopf bleiben während des ganzen Bewegungsablaufs stabil und bewegen sich kaum.

Die richtige Technik beim Geschwindigkeits-Walking ist sehr anspruchsvoll.

Cross-Training

Fitness ist eigentlich die Fähigkeit, Ihr körperliches Potenzial voll auszunützen. Aber immer mehr versteht man darunter eine gesteigerte Effizienz der Muskeln und des Herz-Kreislauf-Systems. Für das Herz ist es gleichgültig, auf welche Art trainiert wird – Hauptsache ist, dass es genug gefordert bzw. nicht überfordert wird. Jede körperliche Aktivität führt schlussendlich zu einem gesünderen Herz.

Cross-Training bedeutet Training mit zwei oder mehreren Sportarten. Damit lässt sich die allgemeine Fitness schneller verbessern als mit nur einer Sportart (z. B. Walking für die Beinmuskulatur und Schwimmen für die Oberkörpermuskulatur). Training mit verschiedenen Ausdauersportarten fördert die Körperentwicklung vielseitig und sorgt für Abwechslung. Sanfte Sportarten eignen sich dafür besonders gut.

Schwimmen

Richtig ausgeübt, ist Schwimmen wahrscheinlich das beste Training für die Entwicklung des Bewegungsapparates und der inneren Organe im Kindes- und Jugendalter. Zur Gesunderhaltung ist es bis ins hohe Alter zu empfehlen. Es fördert die Durchblutung, beansprucht die Muskulatur vielseitig, schult das Bewegungsgefühl und trainiert die Ausdauer. Durch das Wasser wird das Körpergewicht teilweise aufgehoben und die Belastung des Bewegungsapparates auf ein Minimum reduziert. Das Paddeln mit Schwimmflossen eignet sich sehr gut zur Kräftigung der Rumpf- und Beinmuskulatur und erleichtert das Erlernen der verschiedenen Schwimmstile.

Die Herzfrequenz beim Schwimmen und Wassersport liegt in der Regel 10–13 Schläge tiefer als bei der Ausübung anderer Sportarten. Das liegt hauptsächlich daran, dass man sich beim Schwimmen in horizontaler

TIPPS

- *Achten Sie auf die richtige Atemtechnik. Heben Sie den Kopf nicht zu weit aus dem Wasser, denn dadurch verspannt sich die Nackenmuskulatur, die Hohlkreuzbildung kann gefördert werden.*
- *Achten Sie auf möglichst lange Gleitphasen unter Wasser.*
- *Schwimmen Sie vermehrt auf dem Rücken. Beim Rückenschwimmen nimmt die Wirbelsäule ihre natürliche Krümmung ein. Kraulschwimmen entlastet ebenfalls die Wirbelsäule, doch ist die richtige Technik schwieriger zu erlernen.*
- *Tragen Sie eine Schwimmbrille. Durch das Chlor kann es zu Bindehautentzündungen kommen; zudem ermöglicht die Brille eine ständige Kontrolle und Verbesserung Ihres Schwimmstils.*

Lage befindet und die Rumpf- und Armmuskeln stark einsetzt. Sie sind etwas kleiner als die großen Beinmuskeln, die bei den meisten anderen Sportarten eingesetzt werden. Zudem ist in der horizontalen Lage das Blut gleichmäßiger im Körper verteilt, und die Ableitung von überschüssiger Körperwärme geschieht schneller, so dass das Herz nicht so stark arbeiten muss.

Aqua-Fit

Das Aqua-Training ist eine Weiterentwicklung der erfolgreichen Hydrotherapie, eine im Wasser praktizierte Rehabilitationstechnik, bei der die Heilung von Verletzungen oft wesentlich rascher gelingt als bei anderen krankengymnastischen Anwendungen.

Mit Aqua-Fit, dem Joggen im tiefen Wasser, trainieren Sie Beweglichkeit, Kraft, Koordination und Ausdauer; Sie absolvieren ein gelenkschonendes und wirksames Training. Aqua-Fit eignet sich auch für Nichtschwimmer und Ungeübte, denn ein spezieller Auftriebskörper, eine so genannte Wet Vest, sorgt für eine aufrechte Körperhaltung und gewährleistet bei jeder Bewegung Stabilität und Sicherheit. Durch den gleich bleibenden Wasserwiderstand werden die Muskeln automatisch gleichmäßig beansprucht.

Altersangepasste Trainings-Herzfrequenz (HFW) für Wassersportarten:
ungefähre MHF = 220 − Alter − 13
HFW = ungefähre MHF x 0,65 (Untergrenze)
HFW = ungefähre MHF x 0,85 (Obergrenze)

TIPPS

• *Die Trainingsintensität wird beim Wasserlaufen durch das Bewegungstempo bestimmt. Je schneller die Bewegungen, desto größer auch der Widerstand und der Energieaufwand.*
• *Bei Bandscheibenerkrankungen sind wassergymnastische Übungen mit der Wasserweste besonders zu empfehlen.*

Skilanglauf

Skilanglauf ist eine der besten Sportarten sowohl für den Rücken als auch für den gesamten Bewegungsapparat: Die aufrechte Körperhaltung und die sanften, rhythmischen Bewegungen von Armen und Beinen kräftigen die Rumpfmuskulatur, die Muskeln des Schultergürtels und der Beine. Hinzu kommt die positive Wirkung auf Herz, Kreislauf und Atmung. Selbst bei Arthrosen der Beingelenke ist Skilanglauf durch die gute Dosierbarkeit und den harmonischen Bewegungsablauf möglich.

TIPPS

• *Wenn Sie Einsteiger sind, leihen Sie sich zunächst eine Ausrüstung aus, damit Sie beurteilen können, welche für Sie am besten geeignet ist.*
• *Wenn Sie zum ersten Mal auf Langlaufski stehen, benützen Sie die Ski wie Schneeschuhe, indem Sie nur über den Schnee gehen.*
Verwenden Sie die Stöcke zum Halten des Gleichgewichts.

Jogging und Laufen

Jogging im ursprünglichen Sinne bedeutet lockeres Traben in Schritttempo und wäre auch für Untrainierte und Übergewichtige geeignet. 3–5-maliges Joggen pro Woche ist einer der wirksamsten und schnellsten Wege, die Leistungsfähigkeit des Herz-Kreis-lauf-Systems zu verbessern. Doch viele Jogging-Einsteiger laufen zu früh zu schnell und zu lange. Die Ausfallquote wegen Motivationsmangels oder Überlastungs-beschwerden ist daher recht hoch.

Das Laufen ist die nächsthöhere Stufe des Joggings. Richtig Laufen ist alles andere als eine primitive Angelegenheit: Die richtige

Lauftraining macht vor allem in der Gruppe Spaß.

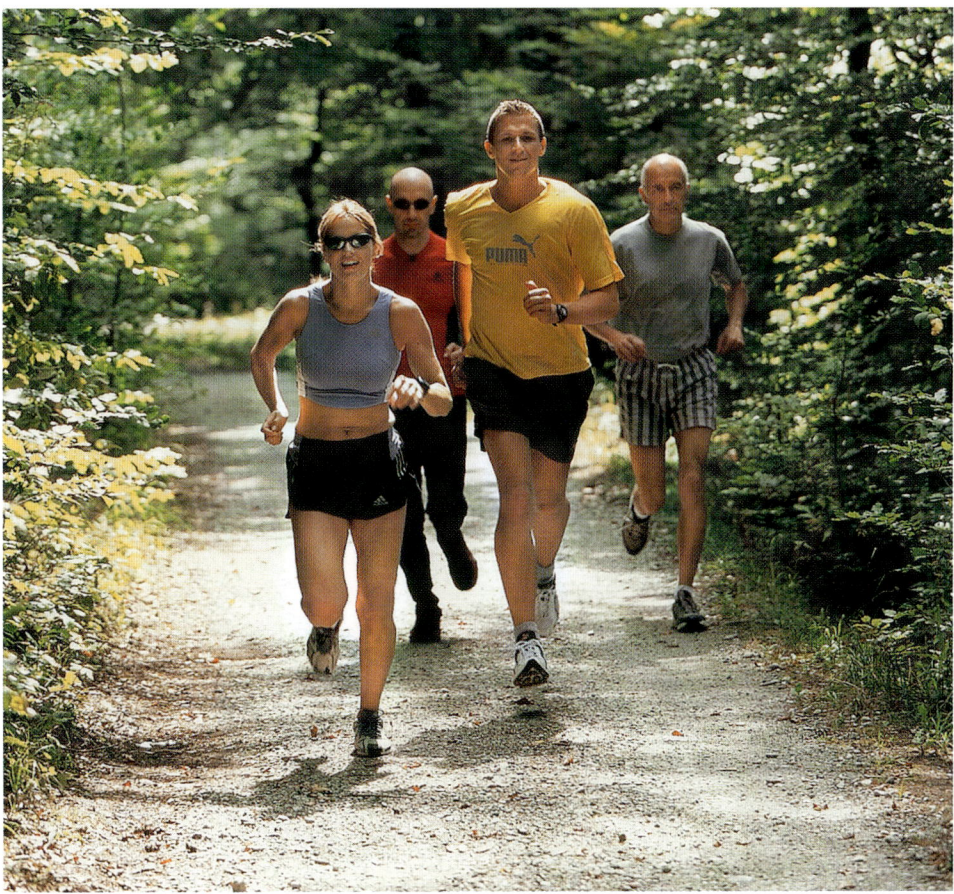

Technik beginnt beim Scheitel und hört bei den Fußsohlen auf. Schrittlänge und Geschwindigkeit sind beim Laufen größer. Um die dabei auftretenden höheren Aufprallkräfte ausreichend zu dämpfen und die einzelnen Gelenke aktiv zu stabilisieren, benötigt man ein gutes Muskelkorsett, das zuerst langsam antrainiert werden muss. Je schneller man läuft, umso höher werden die Anforderungen an Muskulatur und Ausdauer und um so schwieriger wird es, die Belastungen richtig zu dosieren. Ein systematischer Einstieg, körperliche Mindestvoraussetzungen und eine gewisse Willensstärke müssen gegeben sein, um auch über längere Zeit beschwerdefrei und mit Genuss zu laufen. Walking eignet sich sehr gut als sanfter Einstieg für ein späteres Lauftraining.

TIPPS

- *Beginnen Sie Ihr Laufprogramm mit einer 1–2-wöchigen Walking-Phase.*
- *Joggen Sie mit zunehmender Fitness einzelne Teilabschnitte und bauen Sie das Walk-and-Jogg-Programm langsam aus, bis Sie 20–30 Minuten am Stück laufen können.*
- *Integrieren Sie von Anfang an ein leichtes Kraft- und Dehntraining. Versuchen Sie auch die Kombination Jogging und Aqua-Fit.*

Radfahren

Beim Radfahren stellt sich der Fitnesseffekt sozusagen »im Vorbeifahren« ein. Radfahren trainiert vor allem die Becken-, Bein-, aber auch die Herzmuskulatur. Das Rad ist ein ideales Transportmittel für kleine Besorgungen und lässt sich optimal in den Alltag mit einbeziehen. Wegen der stark reduzierten Gelenkbelastung ist Radfahren für Übergewichtige besonders günstig.

Radfahren ist darüber hinaus eine sinnvolle Alternative zum Autofahren. Wenn Sie mit dem Auto 20 Minuten unterwegs sind, benötigen Sie mit dem Rad höchstens doppelt so lange. Für 40 Minuten Training brauchen Sie also nur 20 Minuten zusätzliche Zeit aufzubringen.

Das typische Rennrad ist jedoch für den Gesundheitssport nicht unbedingt empfehlenswert. Die weit vornübergebeugte Haltung ist für alle Wirbelsäulenerkrankungen ungünstig. Wählen Sie besser ein Sport- oder Tourenrad.

TIPPS

- *Achten Sie vor allem bei Rückenbeschwerden darauf, dass der Höhenunterschied von Lenker und Sattel nicht groß ist. Stellen Sie die Sattelhöhe so ein, dass bei auf dem Pedal stehender Ferse das Knie annähernd gestreckt werden kann.*
- *Halten Sie den Rücken möglichst gestreckt und machen Sie zum Ausgleich Lockerungs- und Dehnübungen für Ihre Wirbelsäule.*

Inlineskating

Der Trendsport der 1990er-Jahre ist ein Freizeitvergnügen. Im Gegensatz zu den herkömmlichen Rollschuhen sind Inlineskates
richtige Sportgeräte und nicht nur für Jugendliche gedacht. Im Gegenteil, die bequemen Hartschalenschuhe wurden für Erwachsene konzipiert – vielleicht auch für Sie?
Scheren Sie sich nicht um die Meinungen der
Nachbarn, haben Sie den Mut, ein bisschen
verrückt zu sein.
Inlineskates haben dank der schnürbaren
oder mit Schnallen verschließbaren Kunst-

Nicht nur Fun, sondern auch Muskel- und Herztraining: Inlineskaten

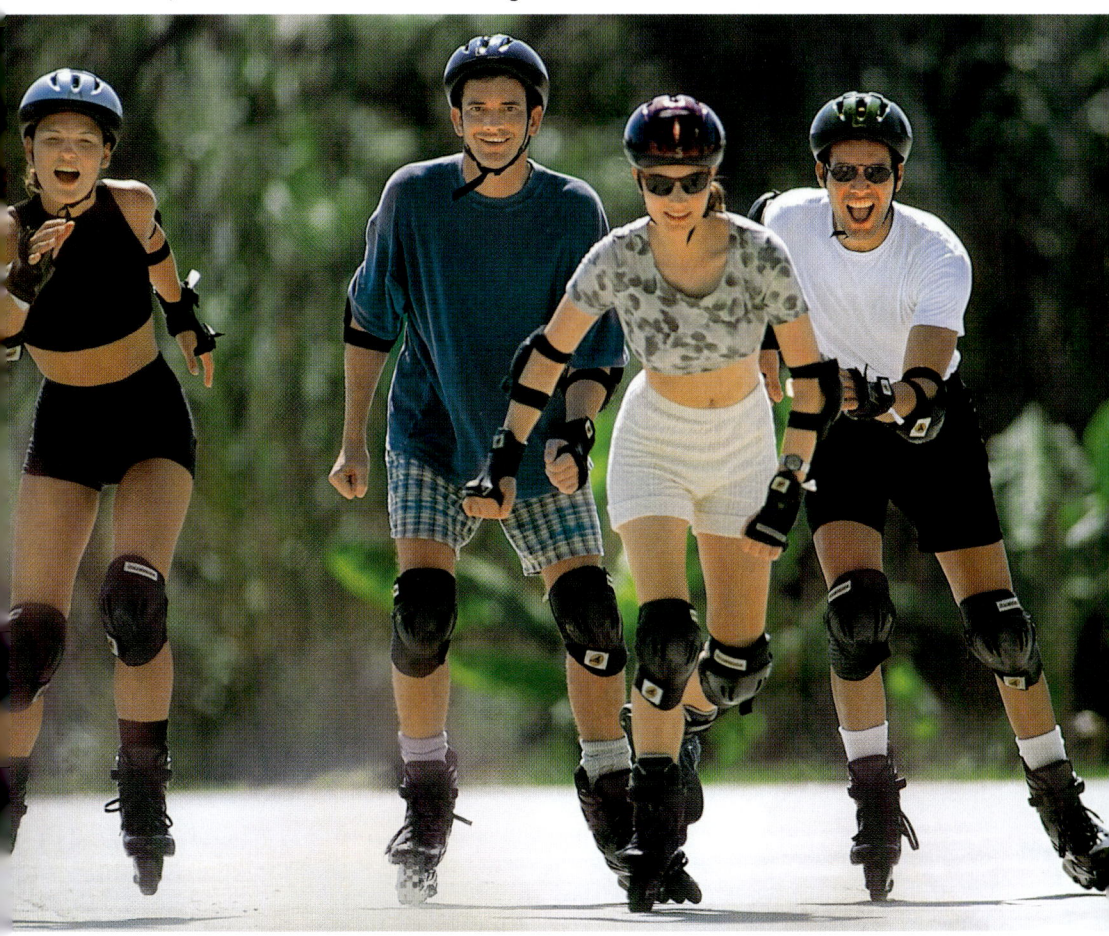

stoffschale einen sehr guten Sitz, was eine gute Kraftübertragung gewährleistet. Die in verschiedenen Härten und Durchmessern erhältlichen vier Gummirollen sind hintereinander angeordnet, sodass der Rollwiderstand extrem niedrig ist. Schnell und leise gleitet man mit Inlineskates über den Asphalt.

Inlineskating trainiert hauptsächlich die Bein-, Gesäß- und Rückenmuskulatur. Auch die Koordination und das Gleichgewicht werden gefördert. Keine Angst, wenn Sie schon einmal auf Rollschuhen, Schlittschuhen oder Langlaufski gestanden sind, werden Sie die rhythmischen, gelenkschonenden Bewegungen schon bald beherrschen.

TIPPS

• *Üben Sie vor der ersten Ausfahrt unbedingt das sichere Bremsen auf einem größeren (Park-)Platz.*
• *Vergessen Sie beim Kauf von Inlineskates die Schutzausrüstung (Helm, Ellenbogen-, Knie- und Handgelenksschutz) nicht, um schmerzhafte Aufschürfungen oder schlimmere Verletzungen zu vermeiden.*

Spielsportarten

Spielsportarten wie Tennis oder Squash sind kurzweilige und abwechslungsreiche Partnersportarten. Wenn Sie eine Dreiviertelstunde Squash spielen, so werden Sie zwar bis zu 650 Kalorien los, aber nur etwa 260 Kalorien stammen aus dem Fettgewebe. Diese »Stop-and-Go«-Sportarten sind nicht besonders geeignet, um Körperfett ab-

zubauen. Sie erfordern plötzliche, kurze Energieschübe. Der dazu benötigte »Supertreibstoff« kommt aber aus der Muskulatur und nicht aus dem Fett.

Erholung ist auch Training

Nach drei bis vier Monaten stellen sich, je nach Zielgruppe, bereits deutliche Veränderungen und Verbesserungen in Kreislauf und Atmung ein. Körperfett wird abgeschmolzen, erhöhter Blutdruck sinkt, und die Cholesterinwerte des Blutes verbessern sich. Die Vitalität steigt an, die Stimmungsschwankungen werden geringer und Stresssituationen besser verarbeitet. Die Fähigkeit der Erholung und Kräfteerneuerung wird sich zusehends verbessern.

Gewähren Sie sich zunächst, vor allem wenn Sie häufig walken, genügend Zeit zur Erholung. Ihr Körper benötigt zwischen den einzelnen Trainingseinheiten eine ausreichende Spanne der Regeneration, um bei erneuter Belastung ebenso leistungsfähig und damit belastbarer zu sein. Bleiben Sie flexibel in Ihrer Trainingsgestaltung – powern Sie heute, genießen Sie morgen. Gehen Sie zur aktiven Erholung in den tieferen Zielbereich. Experimentieren Sie mit den verschiedenen Trainingszonen und -möglichkeiten, und beurteilen Sie selbst, was Ihnen gut tut.

Walking als idealer Seniorensport

Wer rastet, der rostet

Das Altern ist kein unabänderlicher Vorgang, und Älterwerden ist nicht gleichbedeutend mit Verfall. Wer aktiv ist, bleibt länger jung; denn körperlich und mental in Bewegung zu sein erhält geistige Fitness und Mobilität. Walking ist wie keine andere Ausdauersportart geeignet, bis ins hohe Alter körperlich aktiv zu bleiben.

In den mittleren Lebensjahren zeigen sich bei den meisten Menschen die ersten körperlichen Anzeichen des Alterungsprozesses. Verminderte Leistungsfähigkeit und nachlassende Kondition, Verschleißerscheinungen aller Art und chronische Beschwerden sind Signale dafür, dass die biologische Lebenskurve unweigerlich abfällt. Wie schnell und wie steil sie jedoch die Zone der Gebrechlichkeit erreicht und in welchem Tempo die wichtigsten Körperfunktionen degenerieren, hängt von zwei Faktoren ab: von den ererbten Veranlagungen (körperliche Veränderungen, Krankheiten und Alterungsprozesse) und von unserem Lebensstil. Erstere können wir nicht beeinflussen, Letzteren jedoch in hohem Maße. Durch bewusste Gestaltung des Lebensstils und durch Herausbildung gesunder Gewohnheiten lässt sich der Alterungsprozess erheblich verlangsamen. Zum Anfangen ist es nie zu spät!

Im Alter ist die körperliche Aktivität besonders wichtig.

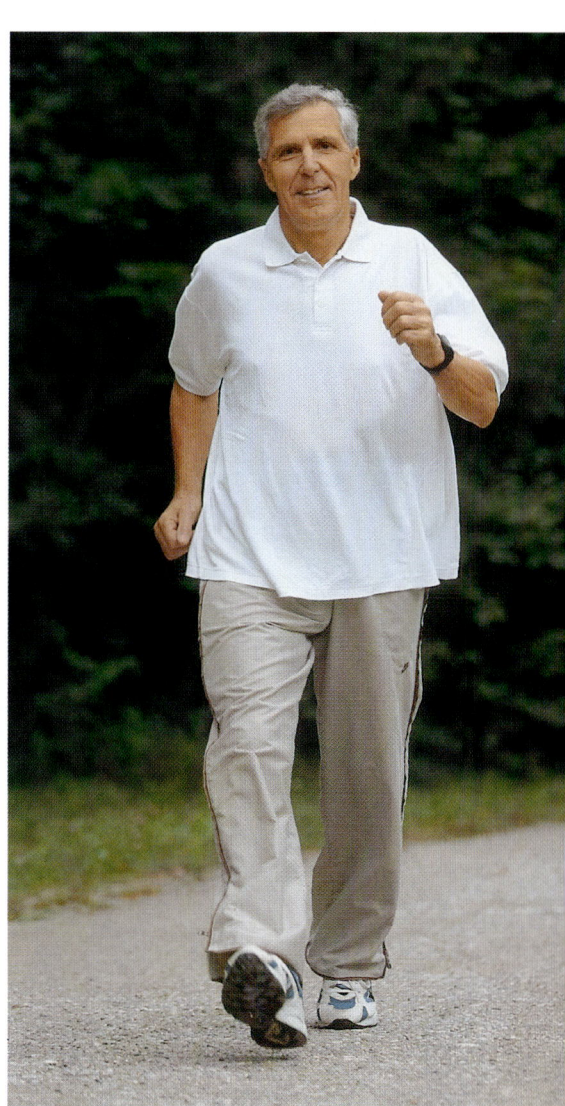

Wenn die Muskeln schwinden …

In einem alternden Körper verändert sich das Verhältnis von Muskelmasse zu Fettgewebe dramatisch zugunsten des Fettgewebes. Eine körperlich inaktive Lebensweise ohne größere Anstrengungen ist der Hauptgrund für Muskelschwund und Verfettung. Der Stoffwechsel verlangsamt sich, der Bedarf an Energie sinkt, und der Appetit lässt nach, was zu Mangelerscheinungen führen kann. Diese Entwicklung lässt sich jedoch aufhalten. Körperliche Aktivität ist der zentrale Faktor zur Vorbeugung eines ungünstigen Fett-Muskel-Verhältnisses. Die Erhaltung von Muskelmasse durch regelmäßige körperliche Bewegung erweist sich als biologische Altersbremse. Fett ist inaktives »totes« Gewebe, das am Stoffwechsel des Körpers nicht beteiligt ist und ihn nur belastet. Es ist Vorratsfett, das wir heutzutage für Hungerszeiten nicht mehr benötigen. Im Gegenteil: Unser Konto auf der »Kalorienbank« wächst immer weiter.

Muskeln dagegen gehören zu den biologisch aktiven Teilen des Körpers, sie bestimmen den Stoffwechsel in hohem Maße, denn sie verbrauchen Kalorien. Bereits im jungen Erwachsenenalter beginnt diese Muskelmasse jedoch zu schwinden und wird in den meisten Fällen durch Fettgewebe ersetzt. Beginnend mit 30 Jahren, verlieren Sie in jedem Jahrzehnt etwa 3 kg Muskelmasse, nach 45 Jahren beginnt sich der Muskelabbau noch zu beschleunigen – wenn Sie diesen natürlichen Abbau nicht stoppen. Muskelmasse und Kraft können aber erhalten bleiben. Sie können sogar wiederhergestellt werden, wenn sie bereits geschwunden sind. In zahlreichen Versuchen konnte nachgewiesen werden, dass Muskeltraining bei älteren Menschen erstaunliche und lange Zeit für unmöglich gehaltene Muskelzuwächse bewirkt.

… und die Knochen brüchig werden

Als eine Folge des natürlichen Mineralienverlustes werden die Knochen im Alter schwächer und brüchiger. Wird dieser Verlust allzu groß, kann es zur Osteoporose (Schwund des festen Knochengewebes) führen. Eine kalziumhaltige Diät ist ein Weg, um diesen Abbau zu stoppen. Die Belastung der Knochen durch körperliche Belastung ist eine andere Möglichkeit, die in ihrer Wirksamkeit weitgehend unterschätzt wird.

In zahlreichen Untersuchungen konnte gezeigt werden, dass die Knochendichte und -stabilität erhalten bleibt, wenn die entsprechenden Knochen- und Muskelgruppen belastet werden. Die Knochen im belasteten Arm eines Tennisspielers sind beispielsweise weitaus kräftiger und dichter als im anderen Arm, der weniger belastet wird.

Wahrscheinlich begünstigt die körperliche Belastung die Fähigkeit des Knochens, Kalzium aufzunehmen und sich so zu stabilisieren. Da beim Schnellgehen keine Sprungphasen vorkommen und ein Fuß jeweils immer am Boden ist, sind die Erschütterungen sehr gering. Walking ist ein gelenkschonendes, sanftes Bewegungstraining, das den ganzen Körper über lange Jahre jung, gut durchblutet und elastisch hält.

Fit und gesund durch Bewegung und Ernährung

Stoffwechselvorgänge im Körper

Die Stoffwechselvorgänge in unserem Körper sind sehr kompliziert. Die folgenden Grundinformationen helfen Ihnen, diese Funktionen besser zu verstehen, um von ihnen profitieren zu können.

Fett – Freund oder Feind

1 kg Fett enthält 9000 Kalorien, mehr als doppelt so viel Energie, wie in der gleichen Menge Eiweiß oder Kohlenhydrate enthalten ist (4000 Kalorien). Daher eignet sich Fett besonders gut, um bei wenig Gewicht viel Energie zu speichern. Fett dient an vielen Stellen des Körpers als Stoßdämpfer oder Schutz vor Reibung. Benachbarte Organe bleiben durch die Fettpolster im vorgesehenen Abstand zueinander. Eine relativ dünne Schicht Körperfett unter der Haut schützt zudem den Körper vor Kälte.
Als Allesfresser hat sich der Mensch schon in den Urzeiten nicht nur von Pflanzen, sondern auch von Wild und Fischen ernährt. Tierisches Fett und Eiweiß sind hochkonzentrierte Nahrung, die den Körper zu außerordentlichen Leistungen befähigen. Das Fett ist der Aromaträger, das den Fleischgeschmack im Mund sich erst so richtig entfalten lässt. Aber während der Fettanteil des früher erjagten Wildfleisches relativ gering war, ist er heute sehr hoch – ein Rumpsteak enthält etwa 30 % Fett, während beispielsweise Rehfleisch nur 4 % enthält. Die Amerikaner verzehren im Durchschnitt 40 % ihrer Nahrung in Form von Fett. Die deutsche Bevölkerung folgt mit ca. 37 % nur knapp dahinter.
Die Deutsche Gesellschaft für Ernährung empfiehlt, dass 25–30 % der täglichen Nahrung in Form von Fett aufgenommen werden sollten. Ist das wirklich die perfekte Zahl? Spielt es keine Rolle, ob jemand 60 % oder 14 % Körperfett hat? Viele bekannte Fachleute sagen, dass es ungefährlich und wirkungsvoll ist, unter 30 % zu gehen. Wenn Sie also in Ihrem Aussehen und Befinden eine Veränderung herbeiführen wollen, verringern Sie Ihre tägliche Fettaufnahme auf 15–20 %. 30 % sind die obere Grenze. Machen Sie sich keine Sorgen, dass Sie in der Nahrung zu wenig Fett vorfinden. Fett liefert mehr als das Doppelte der anderen Brennstoffe, die der Körper zum Leben braucht. Das bedeutet, dass man zweimal die Menge der anderen Brennstoffe zu sich nehmen kann und immer noch weniger Kalorien aufnimmt als durch Fett. Es ist einleuchtend und vernünftig, den Brennstoff (Kalorien) zu vermehren und das zu vermindern, wovon man sowieso schon viel zu viel am Körper hat – das Fett.

Kohlenhydrate

Die Kohlenhydrate bilden zusammen mit dem Fett und dem Eiweiß die drei Hauptnahrungsgruppen. Diese drei Gruppen unterscheiden sich sowohl in Kaloriengehalt als auch im Verwendungszweck innerhalb des Stoffwechsels. Kohlenhydrate sind die Energieträger, die notwendig sind, um den Körper zu erhalten und zu bewegen.

Einfach- und Mehrfachzucker

Kohlenhydrate unterscheiden sich durch die Länge ihrer Molekülketten. Einfachzucker sind die kürzesten Zuckerverbindungen. Die Einfachzucker, auf die Sie am häufigsten stoßen, sind raffinierter Zucker, Traubenzucker (Glukose) und Glukosesirup, der vielen Nahrungsmitteln zugesetzt ist. Kurzkettige Kohlenhydrate gelangen nach dem Verzehr sehr schnell in Form von Glukose ins Blut und lassen den Blutzuckerspiegel stark ansteigen. Der Organismus ist aber bestrebt, den Blutzuckerspiegel stets auf gleich bleibendem Niveau zu halten. Daher wird umgehend das Hormon Insulin ausgeschüttet, das die Umsetzung dieses überschüssigen Zuckers in Speicherfett einleitet. Einfachzucker sind als Energiequelle für den Organismus nur zweite Wahl und sollten gemieden werden. Da ihr Verzehr unweigerlich eine hohe Insulinausschüttung nach sich zieht, wird häufig mehr Blutzucker »abgeräumt« als nötig. Das Resultat: Der Blutzuckerspiegel ist innerhalb von kurzer Zeit – etwa 20–30 Minuten – teilweise niedriger als zuvor, und der Appetit meldet sich erneut. Werden jetzt wieder Einfachzucker verzehrt, beginnt der gleiche Ablauf von vorn.

Weißmehl, Gebäck und Desserts enthalten überwiegend kurzkettige Einfachzucker. Längerkettige, komplexe Kohlenhydrate sind wegen ihres komplizierten Aufbaus nicht so schnell zu spalten. Sie geben ihre Energie gleichmäßiger ab und bewirken einen nur mäßigen Anstieg des Insulinspiegels. Der Blutzuckerspiegel bleibt nach dem Verzehr komplexer Kohlenhydrate über längere Zeit konstant, das durch wenig Blutzucker verursachte Hungergefühl wird vermieden. Unter Sportlern ist dieses Schwächegefühl als »Hungerast« bekannt – der Körper schaltet bei Kohlenhydratmangel auf das weniger effektive System der Energiegewinnung aus Fett um. Komplexe Kohlenhydrate finden sich in Getreiden, Früchten und Gemüsen, Hülsenfrüchten und Kartoffeln sowie in den daraus hergestellten Produkten.

Glukose und Glykogen

Der menschliche Organismus wandelt alle ihm zugeführten Kohlenhydrate in Glukose und Glykogen um. Glukose dient der direkten Energieversorgung von Muskeln, Organen und Gehirn. Das Gehirn ist mit ca. 30 % nicht unwesentlich am Energieverbrauch eines ruhenden Menschen beteiligt. Glykogen ist die Speicherform der Glukose. Der Körper kann Glykogen in der Leber und in der Muskulatur speichern. Sobald der Blutzucker verbraucht ist, wird das Glykogen zur schnellstmöglichen Energieversorgung herangezogen.

Proteine

Die Eiweiße, auch Proteine genannt, sind die Bausteine des Lebens. Jede organische

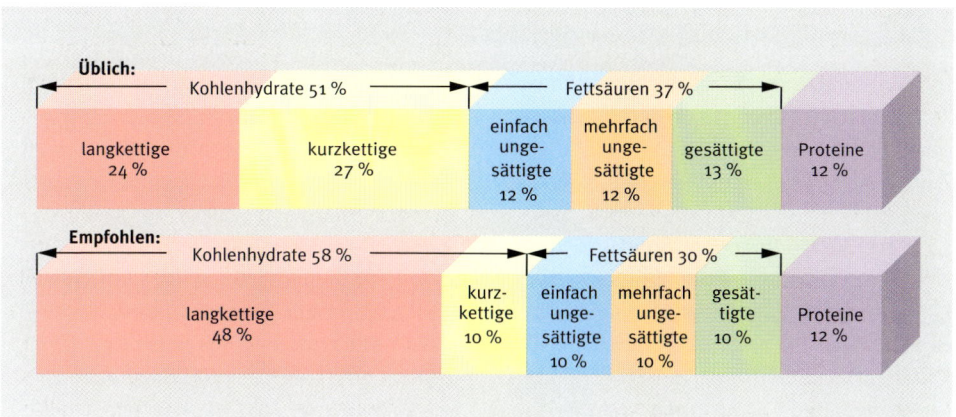

Nahrungszusammensetzung: übliche und empfohlene Aufteilung der Kohlenhydrat-, Fett- und Eiweißaufnahme

Lebensform ist aus Proteinen aufgebaut. Der Körper kann Eiweiße aber auch zur Energiegewinnung heranziehen. Dies geschieht, wenn ein Mangel an Kohlenhydraten, der primären Energiequelle, herrscht. Bei regelmäßigem und häufigem sportlichen Training ist deshalb auf eine kohlenhydratreiche Ernährung zu achten.

Sowohl aus Kohlenhydraten als auch aus Proteinen kann der Körper Fettgewebe bilden, wenn diese Nahrungsbestandteile im Übermaß vorliegen. Eiweiß wird dazu aber erst zerlegt, umstrukturiert und aus körpereigenen Vorräten mit verschiedenen Elementen ergänzt, um schließlich als Fett gespeichert zu werden. Aus Gründen der Effizienz scheidet der Körper überschüssiges Eiweiß daher eher aus, als dass es zu Fett umgebaut wird. Dieser Umstand sollte aber nicht als Aufforderung zum übermäßigen Proteinverzehr verstanden werden. Überflüssiges Eiweiß wird zu Harnsäure abgebaut, die den Organismus erheblich belastet.

Grundumsatz

Der Grund- oder Ruheumsatz an Energie ist die Geschwindigkeit, mit der der ruhende Körper Kalorien verbrennt, um sich am Leben und in Gang zu halten (Blutkreislauf, Zellenwachstum, Verdauung, Denken etc.). Der Grundumsatz hängt vom Gewicht, von der Größe, der Fitness und der Körperzusammensetzung ab. Vor allem die Menge magerer Muskelmasse im Verhältnis zum Fett spielt dabei eine große Rolle. Muskeln sind das stoffwechselaktivste Gewebe im ganzen Körper, Fett dagegen ist »totes« Gewebe, das in Ruhe keine Energie verbraucht. Ein fetter Mensch, der 80 kg wiegt, weist weniger magere Muskelmasse auf als eine schlanke Person mit dem gleichen Gewicht. Eine schlanke Person hat infolgedessen einen viel höheren Grundumsatz und einen höheren täglichen Kalorienverbrauch als eine übergewichtige. Schon im Alter von 20 Jahren beginnt die Leistungsfähigkeit des Stoffwechsels abzufallen. Es kommt also darauf an, durch Muskelbildung diesem Leistungsabbau des Körpers entgegenzuwirken und ihn zu befähigen, mehr Kalorien zu verbrennen.

Beim Walking steigen die Herzfrequenz- und die Atemwerte, und der Grundumsatz legt zu. Wenn Sie auf Ihrem persönlichen Fitnessniveau zügig gehen, verbrennen Sie etwa fünfmal so viele Kalorien wie bei einer sitzenden Tätigkeit. Die erhöhte Versorgung mit Sauerstoff und der beschleunigte Grundumsatz verbrennen überschüssige Kalorien und befreien auf die Dauer davon. Sie verändern auf diese Weise das Verhältnis von Fettgewebe und Muskelmasse zugunsten der Muskeln.

Der gesteigerte Kalorienumsatz während des Walkings hält auch noch einige Stunden nach Beendigung des Trainings an.

Der durchschnittliche Anteil von Fetten an der Energiegewinnung im Ruhezustand beträgt etwa 80 %. Wenn Sie nun durch körperliches Training Ihren Grundumsatz erhöhen, verbrennen Sie mehr Fett, auch wenn Sie nicht Sport treiben – Tag und Nacht. Im Durchschnitt dauert es Wochen, bis sich ein träger Stoffwechsel wieder beschleunigt hat. Doch dabei gibt es viele Variablen: die Veranlagung, das Fitnessniveau, die Intensität des Trainings, die Beharrlichkeit und Konzentration auf das Training sowie die Nahrung. Beginnen Sie schon morgen mit dem Training. Zum Anfangen ist es nie zu spät!

Die Setpoint-Theorie

Der Setpoint (Grundumsatz) steht in direkter Beziehung zu dem verlangsamten Stoffwechsel als Resultat von stark kalorienredu-

zierten Diäten. Er ist vergleichbar mit einem inneren Thermostat, der darüber entscheidet, wie viele Fettzellen eine Person haben sollte.

Der Setpoint ist von Mensch zu Mensch unterschiedlich. Bei übergewichtigen Personen ist dieser Thermostat oft auf das aktuelle Körpergewicht eingestellt und versucht im Falle einer Reduktionsdiät mit allen Mitteln, das Ausgangskörpergewicht wiederherzustellen. Die einzige Möglichkeit, das Körpergewicht erfolgreich zu reduzieren oder zu kontrollieren, ist das »Neueinstellen« des Thermostats mit Hilfe von richtig dosiertem Bewegungstraining.

Körperfettanteil

Das Körpergewicht allein genügt oft nicht, um Aussagen über den Gewichtszustand eines Körpers zu machen. Um das tatsächliche Idealgewicht einer Person zu bestimmen, ist es wichtig, dass man das Verhältnis von Körperfett zur mageren Muskelmasse ermittelt. Im Alter von 25 Jahren beträgt der Anteil des Fettgewebes bei Frauen etwa 25 % des Körpergewichts, bei Männern 18 %. Bis zum Alter von 65 Jahren nimmt der Fettanteil stark zu: Für Frauen steigt er auf 43 %, für Männer auf 38 %. Der Durchschnittseuropäer verliert pro Jahr ca. 250 g an Muskelgewebe und nimmt ca. 750 g an Fett zu. Diese Werte gelten für eine sitzende, körperlich inaktive Lebensweise. Das Körperfett wird hauptsächlich unter der Haut und als Schutz um die wichtigen Organe des Körpers gespeichert. 1 kg Fettmasse hat ein fünfmal größeres Volumen als 1 kg Muskelmasse. Vor allem Körperfett, das sich oberhalb der Hüften

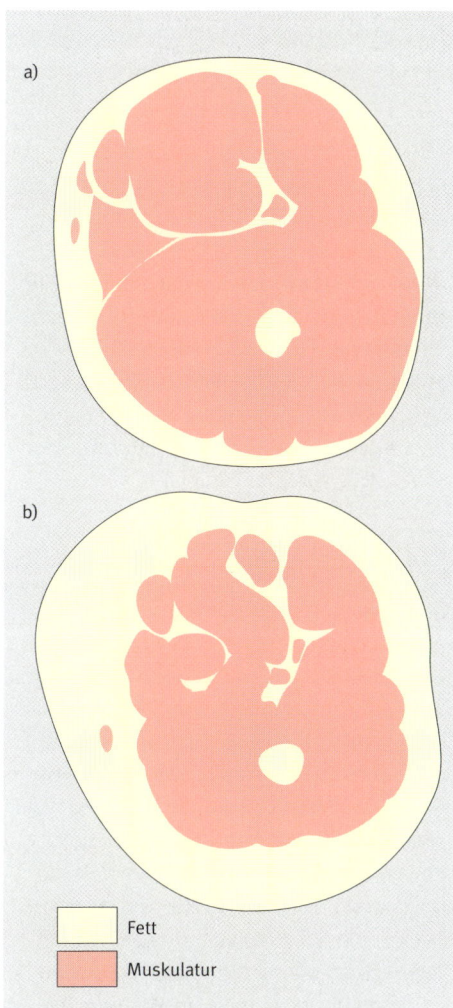

a)

b)

Fett

Muskulatur

**Der Zeiger der Körperwaage sagt nur wenig aus –
wichtiger ist es, das Verhältnis von Fett- und
Muskelmasse zu beeinflussen:
niedriger (a) und hoher (b) Körperfettanteil**

sammelt, ist langfristig gesundheitsgefährdend. Es reicht jedoch nicht aus, weniger
zu essen, um diesen Fettzuwachs zu bremsen. Der Grundumsatz muss durch Muskeltraining erhöht werden. Jedesmal, wenn Sie
einen Muskel benützen, bauen Sie seine
Kraft und Belastbarkeit auf.
Um die Körperzusammensetzung, d. h. das
Verhältnis von Fett und magerer Muskelmasse, zu berechnen, gibt es verschiedene Methoden. Einige davon sind äußerst genau,
jedoch so kosten- und zeitintensiv, dass sie
üblicherweise nur in der Forschung eingesetzt werden. Für den Hausgebrauch entwickelte Körperfett-Analysegeräte messen
gleichzeitig Körpergewicht und Körperfett in
Sekundenschnelle. In die Wiege-/Messplattform integrierte Elektroden senden einen
schwachen und ungefährlichen elektrischen
Strom durch den Körper, um die Zusammensetzung des Gewebes zu messen. Auf der
Basis von Körpergröße, Körpergewicht und
Geschwindigkeit, mit der der Strom durch
den Körper fließt, wird das Verhältnis von
Muskulatur und Fett automatisch berechnet.

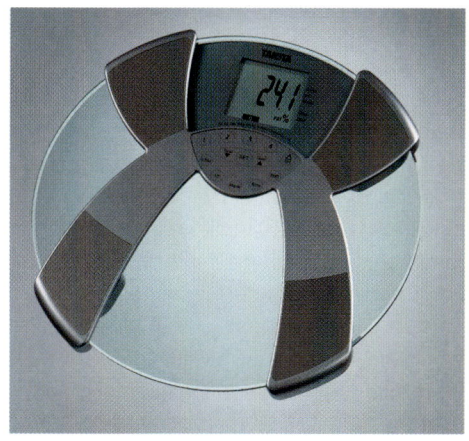

Körperfettmesswaage

Während Sie versuchen, Ihr Körpergewicht zu reduzieren, sollten Sie die Messung Ihrer Körperzusammensetzung einmal monatlich wiederholen. So können Sie auf Nummer Sicher gehen, dass sich auch tatsächlich Ihr Fett-Muskelmasse-Verhältnis verändert und nicht nur Ihr Körpergewicht, indem Sie Flüssigkeit verlieren und Muskelmasse abbauen.

Fettstoffwechsel

In der Nahrung enthaltenes Fett kann weder in Proteine noch in Kohlenhydrate umgewandelt werden. Der Körper ist darauf ausgerichtet, Kohlenhydrate zu verbrennen und Fett zu speichern. Im Allgemeinen wandelt der Körper wenig Kohlenhydrate in Körperfett um. Fett wird zuerst als Depotfett gespeichert, bevor es dem Energiestoffwechsel zufließt. Unter Belastung zieht der Körper die Fettvorräte nur dann verstärkt zur Energieversorgung heran, wenn die Kohlenhydratvorräte bereits angegriffen bzw. verbraucht sind. Bis zu einer Trainingsdauer von 60 Minuten werden 50%, ab 60 Minuten ca. 70% der Energie aus Fettsäuren gewonnen. Der Körper baut dann am effektivsten Fett ab, wenn ein mäßiges, aber regelmäßiges Ausdauertraining betrieben wird, denn zur Fettverbrennung wird sehr viel mehr Sauerstoff benötigt als bei der Energiegewinnung durch Kohlenhydrate. Sobald bei zu hoher Trainingsintensität nicht mehr genügend Sauerstoff über die Atmung zugeführt werden kann, verbrennt der Körper immer mehr Kohlenhydrate und immer weniger Fett. Sogar Eiweiße werden unter diesen Umständen eher zur Energieversorgung herangezogen als Fette.

Gesättigte und ungesättigte Fettsäuren

Die Aufnahme einer gewissen Menge Fett ist lebenswichtig. Im Fett sind die Vitamine A, D, E und K gelöst. Sie können nur in Verbindung mit Fett aufgenommen und im Körper umgesetzt werden. Dabei sollten Sie aber grundsätzlich mehrfach ungesättigten Fettsäuren den Vorzug geben. Diese erkennen Sie leicht daran, dass sie bei Zimmertemperatur in flüssiger Form vorliegen (Distel-, Oliven-, Sesamöl usw.), während gesättigte Fette bei Zimmertemperatur fest sind (Butter, Margarine usw.).

Salz

Wir konsumieren bis zum Zehnfachen der Salzmenge, die wir tatsächlich benötigen – das sind im Durchschnitt etwa zwei Teelöffel täglich. 2 g Salz genügen pro Tag – 15 g sind es im Durchschnitt. Die Hälfte davon wird den Lebensmitteln von den Herstellern bereits bei der Verarbeitung zugefügt. Zu viel Salz kann hohen Blutdruck verursachen, der wiederum das Risiko einer Herzerkrankung steigert. Wenn Sie eine ausgewogene Kost zu sich nehmen, bekommen Sie genügend Salz, ohne es Ihrem Essen gesondert zugeben zu müssen. Versuchen Sie, Ihren Salzkonsum über einen längeren Zeitraum von mehreren Wochen allmählich einzuschränken, und verfeinern Sie den Geschmack Ihrer Speisen ersatzweise mit Kräutern, Zitronensaft und Gewürzen. Benützen Sie gegebenenfalls einen natriumarmen Salzersatz. Kosten Sie die Speisen zuerst, bevor Sie sie (aus Gewohnheit) nachwürzen.

Sie sollten mehr trinken, als Sie glauben

Je nach Lebensalter und Körperzusammensetzung bestehen ungefähr 65 % des Körpergewichts aus Wasser. Ein sportlich nicht aktiver Erwachsener verliert täglich etwa 2,4 Liter Wasser. Der Wasserhaushalt bedarf deshalb großer Aufmerksamkeit, denn jede der schätzungsweise 75 Billionen Zellen, aus denen der Körper besteht, benötigt Vitamine und Mineralstoffe, ebenso die essenziellen Fett- und Aminosäuren. Alle Mineralstoffe und Spurenelemente sowie die meisten Vitamine könnten nicht zur Wirkung gelangen, gäbe es nicht Wasser als Lösungs- und Transportmittel. Verbindungen von Kalium, Natrium, Kalzium oder Magnesium müssen erst in wässriger Lösung in Ionen zerfallen, ehe sie im Körper als so genannte Elektrolyte wirksam werden können. Durch die Spannung zwischen dem Zellinnern und dem Zelläußern entsteht ein elektrischer Strom, der über die im Blut gelösten Mineralsalze geleitet wird. Die Leitfähigkeit dieser Mineralsalze ist umso höher und schneller, je mehr Wasser im Körper vorhanden ist. Die Nervenimpulse und die damit verbundenen Muskelan- bzw. -entspannungen können bei einem ausgeglichenen Flüssigkeitshaushalt optimal ausgelöst werden.

Je reiner das Wasser ist, umso mehr Nährstoffe kann es den Körperzellen zuführen und umso mehr körperliche Abfall- und Giftstoffe kann es abtransportieren. Mit zunehmendem Alter sinkt der Wassergehalt. Es ist bekannt, dass fast die Hälfte des gesamten Wassers im Muskelgewebe vorliegt, denn je höher die Stoffwechselleistung einer Zelle ist, desto höher ist ihr Wassergehalt.

Bei sportlicher Belastung bis zu 30 Minuten Dauer gehen die messbaren Gewichtsverluste überwiegend auf Wasserverluste zurück. Nach 10–30 Minuten Training kann der Schweißverlust bereits 1–2 Liter betragen. Durch die feuchte Atemluft und die Haut verlieren Sie während des Walkings ständig Flüssigkeit. Wegen der starken Durchblutung entsteht im Körper überschüssige Wärme, die durch das Schwitzen abgekühlt wird. Auch an windigen oder kalten Tagen verlieren Sie viel Flüssigkeit.

Wasserverluste in Höhe von 2 % des Körpergewichtes, das sind bei 70 kg Körpergewicht zirka 1,4 Liter, können sich bereits leistungsmindernd auswirken, doch hängt dies stark

TIPPS

- *Trinken Sie nicht zu viel Kaffee, Cola oder alkoholhaltige Getränke. Diese Flüssigkeiten enthalten Substanzen, die Ihren Körper dazu veranlassen, noch mehr Flüssigkeit auszuscheiden.*
- *Trinken Sie mindestens 2 l Wasser am Tag und pro Stunde Walking 1 l zusätzlich.*
- *Nehmen Sie immer einen Flaschenhalter mit, falls Sie länger als 1,5 Stunden unterwegs sind. Versuchen Sie, alle 15–20 Minuten ein paar Schlucke zu trinken.*
- *Verlassen Sie sich nicht auf Ihr Durstgefühl. Vor allem wenn Sie stark schwitzen oder schon älter sind, ist das körpereigene Durstmeldesystem nicht besonders zuverlässig.*

vom individuellen Gesundheits- und Leistungszustand ab. Durch die hohe Konzentration der verschiedenen Substanzen wird der Urin bei Flüssigkeitsdefiziten dunkel und riecht stark. Wenn sich das Durstgefühl meldet, ist es bereits zu spät; Wassermangel macht schlapp und müde.

Viele Menschen sind es heute nicht mehr gewohnt, Wasser zu trinken. Sollte Ihnen Wasser zuerst nicht schmecken, versuchen Sie verschiedene Mineralwasser. Testen Sie unterschiedliche Kohlensäuregehalte, oder machen Sie Ihr Wasser mit kleinen Mengen ungezuckertem Fruchtsaft schmackhafter. Versuchen Sie kaltes, kühles oder lauwarmes Wasser. Probieren Sie so lange, bis Sie das Richtige für Ihren Geschmack gefunden haben.

Diäten – die wirklichen Dickmacher

»Immer wenn ich 18 oder 20 Kilo abnahm und 13–15 Kilo wieder zulegte, fühlte ich mich dicker und schwabbliger als vorher. Ich dachte, dass ich mir dies nur einbildete, schließlich hatte ich ja nicht das gesamte Gewicht wieder zugelegt. Es waren immer noch drei, vier Kilo weniger an meinem Körper – aber ich fühlte mich dicker.«

»Mit acht Jahren machte ich meine erste Diät; 50 Jahre später machte ich immer noch Diäten – ohne Erfolg.«
(Aussagen von zwei »Diätsüchtigen«)

Diät zu machen ist eine Zwangsvorstellung und eine Erscheinung der modernen Zeit.

Vor allem Frauen stehen schon von früh an unter dem enormen Druck von Schönheitsvorstellungen und -idealen. Jüngere Untersuchungen zeigen, dass 63 % aller High-School-Mädchen eine Diät machen. Einige unterwerfen sich der extremen Einschränkung von nur 500–600 Kalorien am Tag. Sie leben von Obst und Salat. Ganze Verlage leben via Frauenzeitschriften davon, und sie leben so gut dabei, weil das Ergebnis vorhersagbar eine komplette Pleite ist. Je stärker die kurzfristige Gewichtsabnahme durch eine Diät, desto sicherer der Rückschlag, der Fahrstuhl- oder Jo-Jo-Effekt: In ein paar Wochen oder Monaten endet dieser Versuch nahezu unausweichlich bei einem höheren Gewicht als zu Beginn der Diät und mit jedem erfolglosen Versuch sinkt das Selbstvertrauen und die Chance auf Erfolg. Nur langsam, aber stetig abnehmen ist gesünder und erfolgreicher. Beim Abnehmen ist es wie mit dem Training, Abkürzungen gibt es nicht!

Die meisten von uns haben schon mal eine Diät gemacht, denn emotional wiegt jedes Übergewicht gleich viel, ob 3 oder 15 kg. Angesichts all der neuen Diäten auf dem Markt sollte man meinen, dass die Leute immer dünner werden, doch während der letzten 20 Jahre ist der Prozentsatz der Übergewichtigen gestiegen. Volle 95 Prozent derjenigen, die eine Diät machen, nehmen die verlorenen Pfunde innerhalb von zwei Jahren wieder zu.

Wenn Sie eine Diät machen, verlieren Sie vor allem Wasser und fettarme Muskelmasse.

Walking hilft, die schlanke Linie zu bewahren.

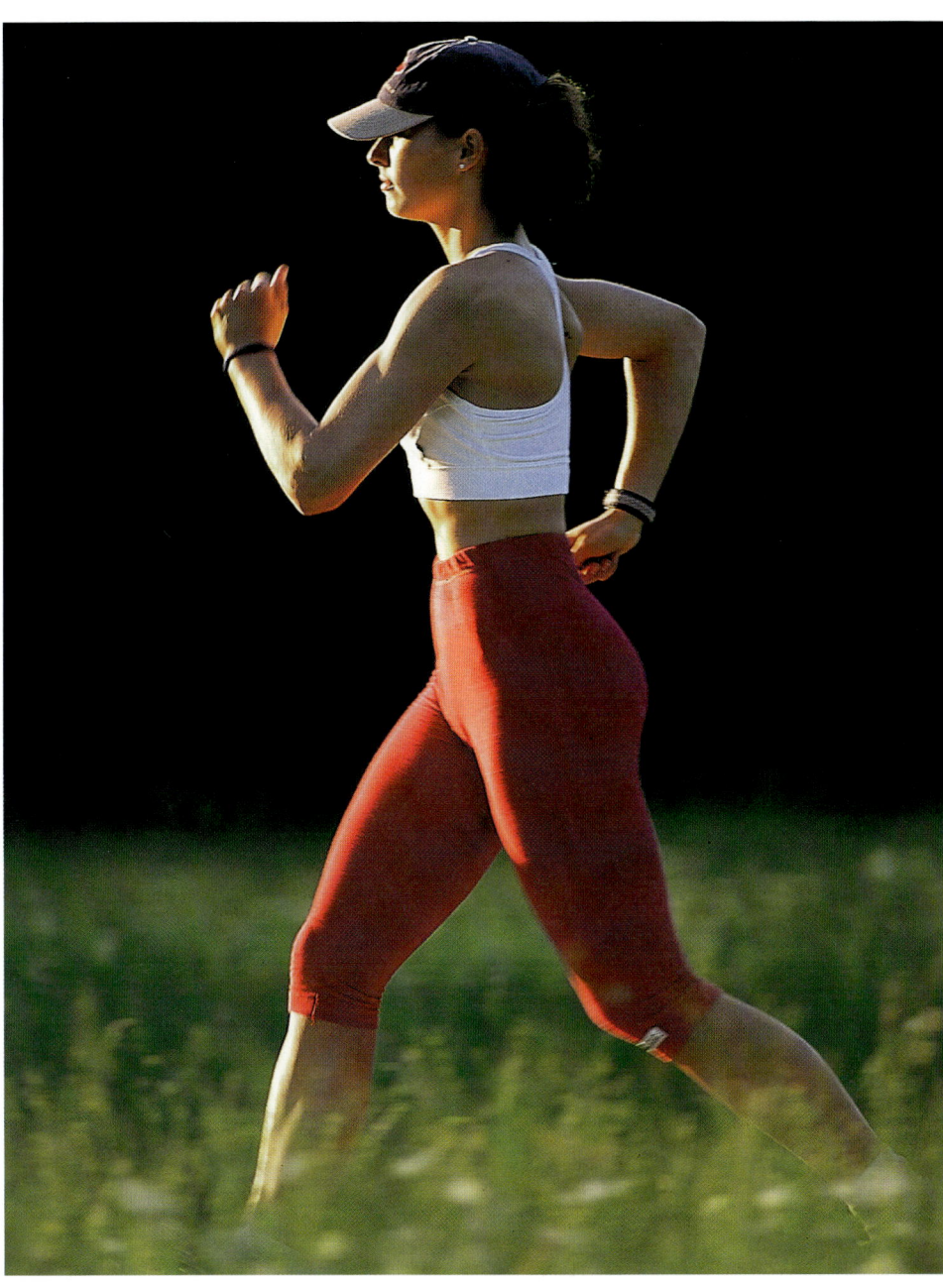

Wenn Sie dann wieder zunehmen, gewinnen Sie, was Sie an magerer Muskelmasse verloren haben, als Fett wieder zurück. Ihr Körper bekommt nicht so einfach wieder Muskelmasse – die müssen Sie aufbauen und gesund erhalten. Das ist der Grund, weshalb diese gleichen 13–15 kg sich wabbeliger, fetter und schwerer anfühlten als vorher. Diäten machen Sie letztendlich nur schwächer und dicker. Das ist eine Tatsache, fragen Sie Ihren Arzt.

Die Amerikanische Medizinische Vereinigung sagt, dass nur ein sehr kleiner Teil der Dicken, 2–3 %, aufgrund ihrer Erbanlagen dick sind. Dick ist man also nicht, sondern man wird es – mit zu fettem Essen und zu wenig Bewegung. Dick zu sein ist ein Symptom unserer sitzenden Lebensweise. Die »Fernbedienungsmentalität« in unserer heutigen Gesellschaft erzeugt eine Reihe von Problemen, und eines davon ist, dass wir uns zu wenig bewegen: Bei Personen, die ihre Schreibmaschine durch einen Personalcomputer ersetzt hatten, stellte man fest, dass sie pro Jahr 3 kg zunahmen, weil sie nicht mehr aufstehen mussten, um in Aktenschränken etwas nachzuprüfen.

Das Problem liegt nicht im Kopf, sondern im Körper!

Hören Sie auf, Kalorien zu zählen. Kalorien zu zählen ist eines der Probleme, nicht die Lösung. Brennstoff (Kalorien) zu reduzieren,

ist das Verkehrteste, was Sie machen können. Wenn das funktionieren würde, dann müssten wir alle nur ein einziges Mal eine Diät machen. Wenn Hungern bewirken würde, was es angeblich bewirken soll, dann gäbe es keine Ausfallquote von 98 %. All die Leute, die jahrelang gehungert haben, wären nicht mehr dick.

Kalorien zu reduzieren funktioniert nicht. Das Problem ist auch nicht der Mangel an Willenskraft und Selbstdisziplin. Nahrung ist Ihr Brennstoff, und mit zu wenig oder dem falschen »Benzin« kann der Organismus nicht normal funktionieren. Mit 600, 800, 1000, 1200 oder 1400 Kalorien am Tag werden Sie es vielleicht schaffen, durch den Tag zu kommen, aber in welchem Zustand! Müdigkeit und Erschöpfung sind das Resultat, wenn der Mensch mit zu wenig »Treibstoff« arbeiten muss.

Wenn Sie weniger Nahrung aufnehmen als Sie verbrauchen, wird Ihr Körper nach einem kalorienreichen Essen verlangen. Das ist eine normale physiologische Reaktion auf

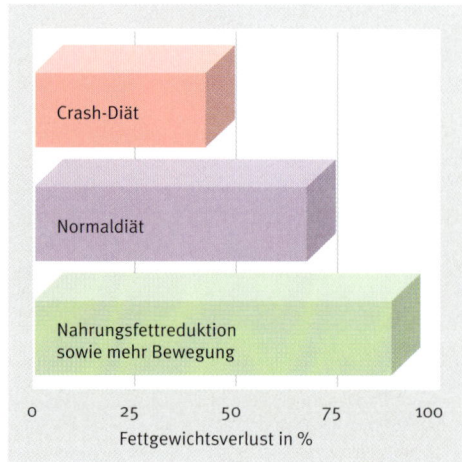

Crash-Diät

Normaldiät

Nahrungsfettreduktion sowie mehr Bewegung

0   25   50   75   100

Fettgewichtsverlust in %

Wirkungsgrade verschiedener Methoden der Gewichtskontrolle

das Hungern. Wenn Sie Diät machen, das Frühstück auslassen (oder nur etwas auf die Schnelle essen) und am Mittag nur Salat zu sich nehmen, finden Sie sich am Nachmittag vor der offenen Kühlschranktür wieder. Sie werden sich, während Sie den natürlichen Bedürfnissen des Körpers nachgeben, wie der größte Versager der Welt fühlen.

Stark Übergewichtigen wird Faulheit und ein Mangel an Selbstdisziplin vorgeworfen. Fettleibige scheinen ihre Essgewohnheiten nicht im Griff zu haben. Einen hoffnungslosen Kampf zu verlieren, hat aber nichts mit Willensschwäche oder einem Mangel an Selbstkontrolle zu tun, denn gegen die Natur kämpft man auf verlorenem Posten.

Der Appetit oder besser gesagt der Trieb zur Nahrungsaufnahme ist vergleichbar mit dem Trieb zum Atmen. Sie haben keine vollständige Kontrolle über diese Triebe. Sie können zwar Ihre Atmung verändern, um zu sprechen, Sport zu treiben oder ein Blasinstrument zu spielen, aber Sie können sich nicht durch bloßes Luftanhalten selbst ersticken. Wenn Sie die Luft anhalten, wird der Drang zu atmen nach einer gewissen Zeit so übermächtig, dass Sie ihm folgen müssen.

Der Gewichtskontrollmechanismus funktioniert auf ähnliche Weise. Wenn Ihrem Körper Nährstoffe fehlen, meldet sich der Appetit. Diesen Ablauf können Sie nicht beeinflussen. Der Körper will leben und holt sich auf die raffinierteste Weise den lebensnotwendigen Brennstoff.

So zerstören Diäten auch die Selbstachtung und das Selbstbewusstsein. Manchmal hält man ein paar Wochen oder sogar Monate mit einer solchen Diät durch, aber irgendwann

landen alle an jenem Kühlschrank. Bekommt der Körper weniger, als er benötigt, passiert Folgendes:

➤ Verlangsamung des Stoffwechsels: Der Organismus, diese geniale Maschine, drosselt sein Tempo – genauer gesagt die Geschwindigkeit des Stoffwechsels – und stellt es auf den Umfang der Nahrungsaufnahme ein. Wenn Sie also 800 Kalorien am Tag aufnehmen, dann wird der Körper auf genau diesem Niveau Leistung bringen.

➤ Abbau von Muskelmasse: Um während einer Diät weiter zu funktionieren, holt sich der Körper den nötigen Brennstoff selbst, da er nicht genug zur Verfügung gestellt bekommt. Er findet ihn in Form von fettarmer Muskelmasse, was so viel bedeutet wie innerlicher Kannibalismus: Der Körper baut Muskelmasse als Brennstoff ab. Der Stoffwechsel funktioniert im Schneckentempo, und der Körper reduziert die Muskelmasse, damit er überleben kann.

➤ Vermehrte Fettspeicherung: Aus Vorsorge für kommende »Hungersnöte« speichert der Körper den Brennstoff, der während des Hungerns am meisten Energie liefert, nämlich Fett.

Normale Diäten funktionieren also nicht. Wie können Sie aber wirksam und vor allem langfristig Ihr Körpergewicht reduzieren oder stabilisieren? Verändern Sie Ihre Lebensweise und nicht die Diät. Lernen Sie, richtig zu essen, und ersetzen Sie ungünstige Ernährungsgewohnheiten durch günstigere. Lernen Sie, richtig zu atmen und sich richtig zu bewegen, denn um einen trägen Stoffwechsel wieder in Ordnung zu bringen, sind richtiges Essen und Bewegung am besten.

Tierversuche mit Ratten haben gezeigt, dass die Tiere, die mit einer Diät ernährt wurden, die unserer durchschnittlichen Ernährung entspricht, immer mehr zunahmen. Die Nagetiere bekamen Dinge wie Weißbrot, Salami, Kekse und Süßigkeiten zu fressen. Die Versuche ergaben, dass nicht die Menge der Nahrungsmittel entscheidend war, sondern ihre Zusammensetzung.

Dr. Larry Oscai von der Universität Illinois fütterte zwei Gruppen Ratten über 60 Wochen mit der exakt gleichen Anzahl von Kalorien. Während die eine Gruppe mit normaler Rattennahrung (wenig Fett, viele Faserstoffe) ernährt wurde, bekam die andere Gruppe ein Pendant zur derzeitigen amerikanischen Durchschnittsernährung: über 40 % der Kalorien in Form von Fett, weitere 25 % in Form von Zucker. Die Ratten aus der ersten Gruppe wiesen nach der Testperiode einen durchschnittlichen Körperfettgehalt von 30 % auf, die Tiere der zweiten Gruppe – trotz gleichen Kaloriengehalts – einen Körperfettgehalt von 51 %.

Die Fettformel

Sie wissen jetzt, dass der menschliche Körper Nahrungsfett sofort in Depotfett verwandelt. Wenn Sie Fett verlieren möchten, ist es darum wichtig, den Fettanteil in Ihrer Nahrung zu verringern, um den Körper (mit Hilfe von mehr Bewegung und Sauerstoff) zu zwingen, seine vorhandenen Fettvorräte zur Energiegewinnung zu nutzen. Kohlenhydrate und Eiweiß dürfen Sie dagegen reichlich zu sich nehmen. Um den Fettgehalt zu finden, müssen Sie nicht ein Sherlock Holmes werden; ein Taschenrechner und die Fettformel

genügen dazu. Schweinefleisch, Dressings, Saucen, Brotaufstriche, Kuchen, Kekse – alles ist angeblich fettarm, doch ein großer Teil der »Fettarm«-Etiketten lügt. Überprüfen Sie sie mit Hilfe der Fett-Formel.

Fettformel
Nehmen Sie die Fettmenge (in g) der Portion oder per 100 g, und vervielfachen Sie diese Zahl mit 9. Teilen Sie diese Zahl (Fettkalorien) anschließend durch die Gesamtzahl der Kalorien. Jetzt wissen Sie, wie groß der Fettanteil dieser Portion ist.

Beispiel: »Leichte«, zu 77 % fettfreie Wurst (Schweinefleisch)
Ernährungsinformation (je Portion):

Portionsgröße	28 g
Portionen je Packung	10
Kalorien	80
Protein	6 g
Kohlenhydrate weniger als	1 g
Fett	6 g
Cholesterin	30 mg

$6 \times 9 = 54$
$54 : 80 = 0,68 = 68\%$

Überrascht? Übergewicht ist oft ein Symptom von falschen Informationen. Je öfter Sie die Fettformel anwenden, umso schneller werden Sie merken, wie oft Sie in der Meinung, fettarm zu essen, zu viel Fett zu sich genommen haben.

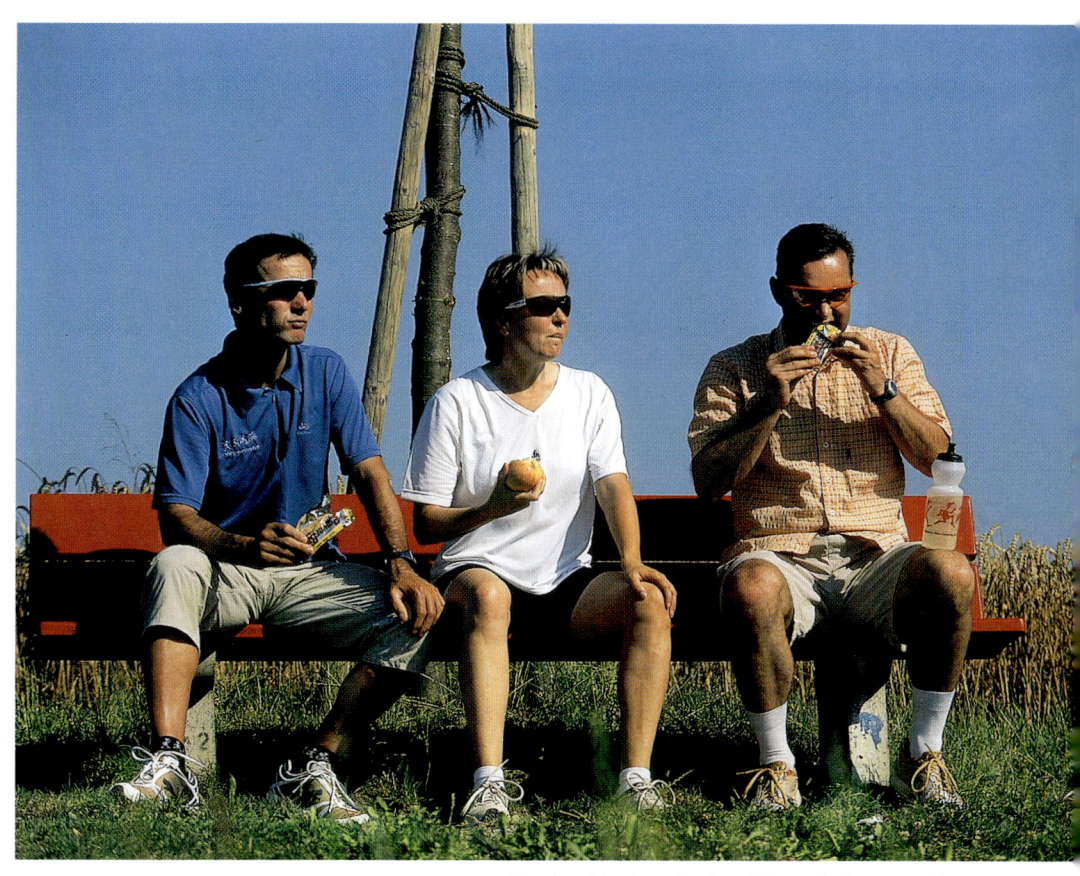

Wer Sport treibt und seinen Körper fordert, muss ihm auch die nötigen Brenn- und Aufbaustoffe zuführen.

Nobody is perfect

Um die Fettmenge eines Schokoladenkekses aufzunehmen, können Sie 20 Tassen Reis essen. Wenn man sich immer weniger bewegt und ständig Dinge isst, die 78, 86 oder auch »nur« 45 % Fett enthalten, so nimmt man kurz- oder langfristig zu.

Und wenn Sie die 20–30 %-Grenze Ihrer täglichen Nahrungsaufnahme einmal überschritten haben? Machen Sie sich deshalb keine Sorgen. Bleiben Sie ein paar Tage lang bei 10 %, und gleichen Sie es damit wieder aus. Essen Sie, wenn Sie hungrig sind, und trinken Sie, wenn Sie durstig sind. Essen Sie, bis Sie satt sind, denn Sie wissen sehr wohl, wann Sie satt sind. Vielleicht haben Sie Ihre Gefühle nicht immer unter Kontrolle – wer hat das schon? Aber die Dinge sehen anders aus, wenn Sie wissen, dass Sie alles essen können – außer Fett.

Richtlinien für Ernährung und Gewichtskontrolle

➤ Lassen Sie möglichst keine Hauptmahlzeiten aus, und nehmen Sie sie zu regelmäßigen Essenszeiten ein.

➤ Versuchen Sie, wenn Sie Sport treiben, zwischendurch mindestens 3 l oder 10 Gläser Flüssigkeit zu trinken (Kaffee und Alkohol ausgeschlossen). Meiden Sie kalorienhaltige Getränke (Limonaden).

➤ Essen Sie möglichst nur zu Hause und nach den von Ihnen festgelegten Zeiten.

➤ Lassen Sie beim Essen und Trinken den Fernsehapparat ausgeschaltet und lesen Sie während des Essens auch keine Zeitung.

➤ Kaufen Sie nach der Fettformel ein. Kontrollieren Sie Ihre Fettaufnahme und nicht Ihr Körpergewicht. Wenn Sie überschüssiges Körperfett loswerden wollen, sollten Sie sich an 10–15 % Nahrungsfett orientieren. Sind Sie körperlich überdurchschnittlich aktiv, sind 20–25 % empfehlenswert.

➤ Essen Sie so wenig Einfachzucker (kurzkettige Kohlenhydrate) wie möglich, dafür mehr komplexe Kohlenhydrate.

➤ Essen Sie 5–8 Portionen frische Früchte und rohes Gemüse.

➤ Verwenden Sie gute Fette (ungesättigte Fette, kalt gepresste Pflanzenöle, z. B. Olivenöl, Rapsöl etc.).

➤ Reduzieren Sie Ihren täglichen Salzkonsum.

➤ Halbieren Sie jeden Bissen noch einmal, bevor Sie ihn zum Munde führen, und kauen Sie ihn 20- bis 30-mal.

➤ Versuchen Sie, nach der Hälfte jeder Mahlzeit eine bewusste Essenspause von etwa 1–2 Minuten zu machen.

➤ Werden Sie sich bewusst, dass Sie Probleme nicht durch Essen lösen können, sondern betrachten Sie das Essen als wesentliches menschliches Bedürfnis, das Freude bereiten soll, nicht als wissenschaftliche Disziplin.

➤ Verringern Sie Ihre gewohnte Kalorienaufnahme pro Tag um nicht mehr als

Der Kalorienverbrauch pro Stunde von gelenkschonenden Sportarten im Vergleich

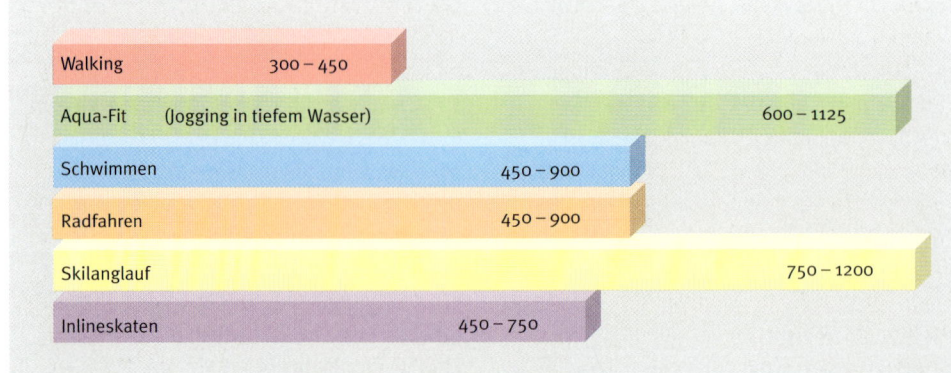

Sportart	Kalorienverbrauch
Walking	300 – 450
Aqua-Fit (Jogging in tiefem Wasser)	600 – 1125
Schwimmen	450 – 900
Radfahren	450 – 900
Skilanglauf	750 – 1200
Inlineskaten	450 – 750

500 Kalorien. Bauen Sie Ihr Körpergewicht langsam, dafür langfristig ab.

➤ Versuchen Sie, die Hauptkalorienaufnahme auf die erste Tageshälfte zu verteilen.

Nicht die Nahrung macht Sie dick, sondern das darin enthaltene Fett. Achten Sie auf ausreichende Kalorienzufuhr – aber nicht alle Kalorien sind gleich:

1 Gramm Kohlenhydrate = 4 Kalorien
1 Gramm Protein = 4 Kalorien
1 Gramm Fett = 9 Kalorien

Kann man mit Walking das Gewicht wirksam reduzieren?

Es gibt kein Wundermittel, um überschüssiges Körpergewicht abzubauen und es auch langfristig loszuwerden. Erfolgreiche Gewichtskontrolle ist eine Kombination von körperlicher Bewegung, richtigem Essverhalten und gesunden Lebensgewohnheiten. Zahlreiche Tests weisen sportliches Marschieren als vorzügliches Mittel zur Gewichtskontrolle aus. Nach Durchführung eines zehnwöchigen Walking-Programms konnte bei 15 in der Regel inaktiven Frauen im Alter zwischen 35 und 64 Jahren ohne Diät ein Fettverlust von durchschnittlich 2,5 % festgestellt werden.
Für Übergewichtige, Schwangere und Personen, die aus Gesundheitsgründen keinen »harten« Sport treiben dürfen, ist Schnellgehen geradezu ideal.

Bei Menschen mit Übergewicht oder mit Knie- oder Knöchelproblemen kann die Belastung durch »härtere« Sportarten Schaden anrichten. Für diesen Personenkreis sind Walking und andere gelenkschonende Ausdauersportarten eine ausgezeichnete Alternative.
Für normales Gehen benötigt man etwa die gleiche Energiemenge wie beim Schwimmen. Bei intensivem Walking entspricht der Energieverbrauch demjenigen des langsamen Laufens; körperliche Belastungen und Verletzungsrisiko sind jedoch ungleich geringer.
Ihr Körper reagiert nur auf regelmäßiges Training mit bleibenden Veränderungen, sprich anhaltendem Fettabbau. Trainieren Sie eher langsam, dafür aber länger, in Ihrer persönlichen Fettverbrennungszone. Denken Sie daran: Bei sportlichen Belastungen mit niedrigen bis mittleren Intensitäten wird prozentual mehr Fett verbrannt als bei intensiven Trainingsbelastungen. Absolvieren Sie deshalb idealerweise einmal pro Woche ein überlanges Walking-Training von einer Stunde und mehr. Überreden Sie jemanden, Sie dabei zu begleiten, und vergessen Sie das Wasser nicht! Gehen Sie nicht zu schnell und nicht zu langsam. Sie werden deutlich erkennen, ab welcher Trainingshäufigkeit Ihr Gewicht zu sinken beginnt. Behalten Sie diese Frequenz bei, bis Sie das gewünschte Gewicht erreicht haben. Viele Menschen können dann die Trainingshäufigkeit verringern, ohne wieder zuzunehmen. Wenn Sie stark übergewichtig bzw. untrainiert sind oder wenig Zeit zur Verfügung haben, dann ist auch tägliches Gehen, dafür nur ca. 20 Minuten, empfehlenswert. Gehen Sie vor allem auf

weicher Unterlage, und tragen Sie Laufschuhe mit besonders guter Dämpfung,
aber gleichzeitig einer genügenden Stabilität. Dehnen Sie Ihre Beinmuskulatur besonders gut.

Untergewicht

Auch untergewichtige Personen haben ein
Gesundheitsproblem und eine höhere Sterb-
lichkeitsrate. Der enorme Druck unserer Gesellschaft auf Jugendliche sowie ihre Schön-
heitsideale haben dazu geführt, dass immer
mehr Heranwachsende und Erwachsene – in
steigendem Maße auch junge Männer – an
Krankheiten wie Mager- oder Fresssucht erkranken. Extremes Untergewicht kann zu
schwerwiegenden gesundheitlichen Problemen wie Herz- und Verdauungsbeschwer-
den, Schrumpfung von Organen, Schwä-
chung von Immun- und Hormonsystem,
Verlust von Muskelmasse und sogar zum
Tod führen.

Die Lebensmittelpyramide macht deutlich, was die meisten schon wissen: Man sollte sich ausgewogen und naturbelassen ernähren. Mit den Lebensmitteln, die sich im oberen Teil der Pyramide befinden, sollte sparsam umgegangen werden.

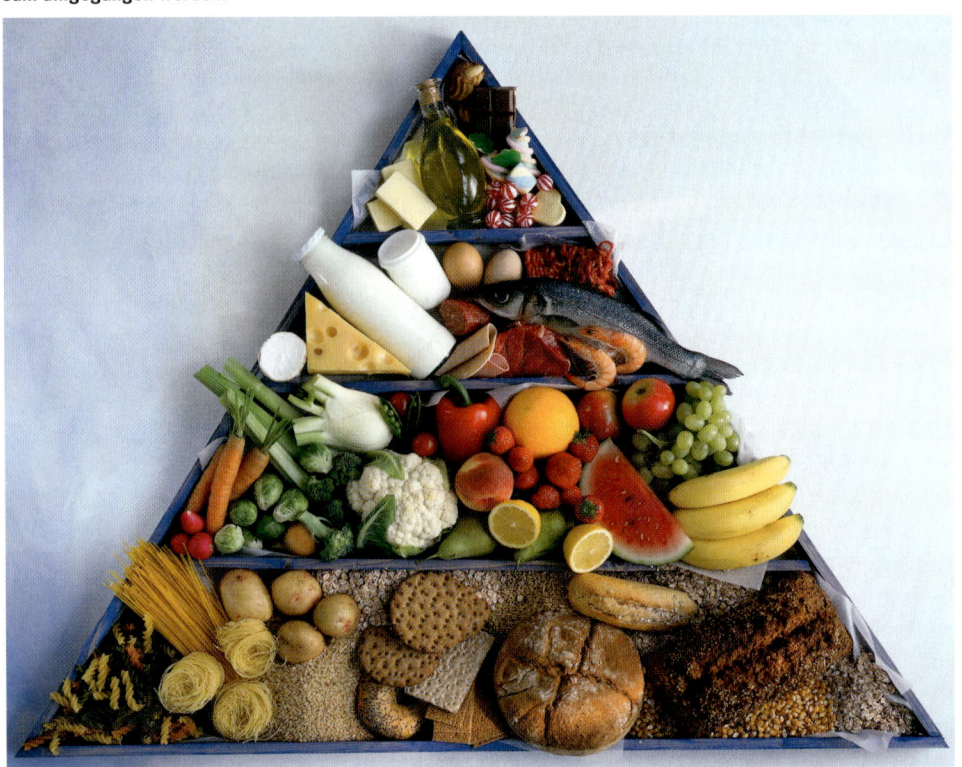

Stress – von der Spannung zur Verspannung

Stress ist zum Modewort geworden, zur Allzweckerklärung für die meisten Übel, die uns der Fortschritt gebracht hat: Hektik, Leistungsdruck, Konkurrenz, soziale Konflikte, Unsicherheit usw. Für viele ist Stress aber eine Art Leistungsnachweis, eine Tapferkeitsmedaille für die vielen Alltagsschlachten, an denen sie teilgenommen haben und in denen sie verwundet worden sind. Der moderne Mensch ist buchstäblich umzingelt von Stressquellen, dazu kommen noch Lärm, Verkehr, Konflikte am Arbeitsplatz und im Privatleben; doch die größte Stressquelle bringen wir oft selbst zum Fließen – unser Gehirn. Als einziges Lebewesen ist der Mensch in der Lage, in die Zukunft vorauszudenken, zu hoffen und zu befürchten, zu planen. Wir können uns Situationen ausdenken, die uns vor Furcht nicht schlafen lassen und Herzklopfen und Schweißausbrüche verursachen. Die positive Kraft der Phantasie, des Planens und des Vorausdenkenkönnens hat eine Schattenseite, die zur Stressquelle erster Ordnung werden kann. Unser Körper reagiert auf selbst erzeugte Bilder im Kopf so, als ob sie Realität wären.

Die Sorge um die Zukunft, die Angst vor möglichen, wahrscheinlichen, aber auch vor unwahrscheinlichen und vermeidbaren Ereignissen ist jedoch nur eine der »inneren« Stressquellen. Auch die Schatten der Vergangenheit, quälende Erinnerungen an zurückliegende Verletzungen, Niederlagen und Konflikte können uns nicht nur bildlich in Wallung bringen, sie werfen den Körper tatsächlich aus dem physiologischen Gleichgewicht und lösen die Stressreaktion aus. Wir unterschätzen systematisch diese körperliche Stresskomponente von negativen Gedanken, Phantasien und Erinnerungen. Wir glauben oft, das alles spiele sich »nur« in unserem Kopf ab. Das ist ein gravierender Irrtum, denn wir reagieren auf jeden Gedanken und auf jedes Bild auch körperlich. In Experimenten konnte gezeigt werden, wie eng das Denken mit körperlichen Reaktionen, vor allem mit muskulären Spannungs- und Entspannungsvorgängen, korrespondiert. Die muskuläre Spannung lässt sich mit Hilfe eines Elektromyographen messen, und zwar über längere Zeiträume hinweg. So ist es möglich zu beobachten, wie sich die Muskelspannung verändert, wenn beispielsweise in einem Gespräch, das längere Zeit um angenehme Themen kreiste, plötzlich ein unangenehmes Thema aufkommt. Es zeigt sich, dass die Muskelspannung in diesem Falle deutlich messbar zunimmt und sich erst wieder auflöst, wenn das Gespräch beendet ist oder sich erneut einem angenehmeren Thema zuwendet. Selbst wenn wir also vermeintlich still in einem Sessel sitzen, »arbeitet« unser Körper, das heißt, er reagiert vor allem auf die gefühlsbetonten Inhalte des Gesprächs.

Diese ungünstigen Muskelanspannungen sind uns nicht bewusst, aber sie beeinflussen den gesamten Organismus. Wenn Stresssituationen keine Auflösung finden und die Gefühle »hängen bleiben«, erzeugen sie ein inneres Ungleichgewicht. Die Stressreaktionen beeinträchtigen durch die Ausschüttung von Stresshormonen vor allem die Immunkraft des Körpers. Stress macht anfälliger für Viren und Bakterien. Der Organismus ist deutlich empfänglicher für Schnupfen und Husten, wenn er unter Stress steht. Stress und Risiken sind unvermeidbar. Es kommt darauf an, sie zu bewältigen und das innere Gleichgewicht wiederherzustellen. Der Verlust dieser inneren Balance ist gleichbedeutend mit Krankheit, und ihre Wiederherstellung bedeutet Gesundung.

Vom Jäger und Sammler zum Sitzmenschen

Der Homo sapiens und seine affenähnlichen Vorfahren verbrachten die weitaus meiste Zeit auf der Stufe von Jägern und Sammlern in einer Umwelt, die nur allzuoft Kampf oder Flucht erforderlich machte. Sekunden entschieden über Leben und Tod, wenn der Steinzeitmensch plötzlich einem Höhlenbären gegenüberstand oder bei der Jagd auf Mitglieder eines feindlichen Clans stieß. Die blitzartige Erregung durch das sympathische Nervensystem energetisierte die Muskeln und versetzte den ganzen Körper kurzfristig in einen Hochleistungszustand. Mit gesträubten Nackenhaaren und angespannten Muskeln standen unsere Vorfahren bereit, um von ihren Waffen oder Fäusten Gebrauch

zu machen oder aber, nach schneller Einschätzung der Erfolgschancen, zu flüchten. In beiden Fällen wird der Zustand körperlicher Erregung durch heftige Muskelaktivität verarbeitet, die Stresshormone werden abgebaut.

Im Leben des modernen Menschen spielen Bären und Tiger keine Rolle mehr, und die Konflikte mit anderen Menschen sind nicht durch physische Aggression oder durch Flucht zu bewältigen – zumindest sind beide Reaktionen verpönt und werden streng sanktioniert. Was sich in Hunderttausenden von Jahren als Überlebensmechanismus entwickelt hat, ist immer noch in uns wirksam. Wir sind physiologisch Steinzeitmenschen geblieben, und wir reagieren auf die neuen Bedrohungen, Forderungen und Aufgaben unseres Lebens biologisch noch genau so, wie unsere Vorfahren auf ihre Umwelt reagierten. Die modernen Stressoren lösen also eine körperliche Reaktion aus, die aber keinen natürlichen Abschluss findet. Wir müssen uns beherrschen, müssen Wut und Ärger unterdrücken, gute Miene zum bösen Spiel machen, auch wenn wir innerlich kochen. Die muskuläre Anspannung kann sich nicht entladen, der Blutdruck erhält oft keine Chance, sich wieder einzupendeln, die Stresshormone werden nicht abgebaut, sondern vergiften den Körper.

Stressreaktionen wirken sich um so nachteiliger aus, je länger der Stressauslöser präsent bleibt – wir sind biologisch nicht dafür gebaut, anhaltende Spannung, Ärger oder Frustration oder eine unangenehme physische Dauerbelastung auszuhalten. Die negativen Emotionen Furcht, Wut, Angst und Ärger befähigen uns, bildlich gesprochen, zu einem Sprint und nicht zu einem Marathon-lauf. Bleiben sie jedoch im Körper präsent, gefährden sie die innere Balance und schließlich die Gesundheit. Die Konsequenz daraus, dass unser Körper evolutionär zurückgeblieben ist und auf die Anforderungen unseres modernen Lebensstils unangemessen reagiert, sind Krankheiten wie Magengeschwüre, Bluthochdruck und Herz-Kreislauf-Probleme. Das Leben unter permanentem Stress überfordert und verschleißt den Körper, bis er schließlich seine Kraft zur Regeneration verliert und krank wird. Wir alle tendieren dazu, Stresssignale zu spät zu erkennen, und sind dann überrascht, wenn wir Spannungskopfschmerzen haben, wenn Schultern und Nacken schmerzen oder wir »unerklärlich« erschöpft sind.

Entspannen Sie sich mit Walking

Die wichtigste Voraussetzung für Entspannung ist das Gewahrwerden der Stressreaktionen des Körpers, und zwar nicht erst dann, wenn dieser sich muskulär verkrampft, verhärtet oder hormonell daueralarmiert ist, sondern schon möglichst früh, in der Stresssituation oder kurz danach. Dieses Körperbewusstsein kann zwar die Stressreaktionen nicht verhindern; aber es versetzt uns in die Lage, ihre Folgen rechtzeitig auszugleichen und somit eine negative Langzeitwirkung zu verhindern.

Körperbewusstsein ist die wichtigste Voraussetzung für Entspannung. Während der Entspannung wird der alltägliche Strom der Gedanken unterbrochen, und wir können uns auch von den hartnäckigen Sorgen und Denkschleifen abkoppeln, die uns inneren Stress verursachen. Gleichzeitig hat sie eine wichtige körperliche Auswirkung: Sie stärkt die Leistungsfähigkeit des Immunsystems. Regelmäßige Entspannung verändert langfristig die Biochemie des Körpers. In einem entspannten Körper sind zunehmend höhere Mengen des Stresshormons Noradrenalin nötig, damit sich der Blutdruck und die Herzschlagfrequenz erhöhen. Die Entspannung bildet so allmählich eine Art Blockade gegen dieses Hormon und seine potenziell negative Wirkung, sozusagen eine Stressbremse.

Der Psychologe Richard Dienstbier von der University of Nebraska hat beobachtet, dass Sportler in Stresssituationen sehr viel ruhiger und gelassener reagieren als gesunde, aber untrainierte Menschen. Seine Erklärung: Regelmäßige körperliche Übungen bereiten den Körper auf Stress vor, weil sie selbst eine Form von Stress darstellen. Sportliche Aktivitäten erzeugen nämlich dieselben physischen Symptome, wenn auch in geringerem Maße: beschleunigter Herzschlag, erhöhter Blutdruck, Schwitzen, Muskelkontraktionen etc. Es scheint, als ob der Körper durch den Sport für Stress in gewisser Weise konditioniert wird. Die regelmäßige Ausdauerbelastung lässt ihn offenbar Stresshormone speichern, die dann in ausreichendem Maße vorrätig sind, wenn wir in eine Stresssituation geraten. Allerdings ist auch hier ein bestimmtes Maß angezeigt. Wenn Ehrgeiz und Leistung die sportliche Aktivität dominieren, wird während des Trainings ein Übermaß an Stresshormonen produziert – mit schädlichen Folgen für den Körper, vor allem für das

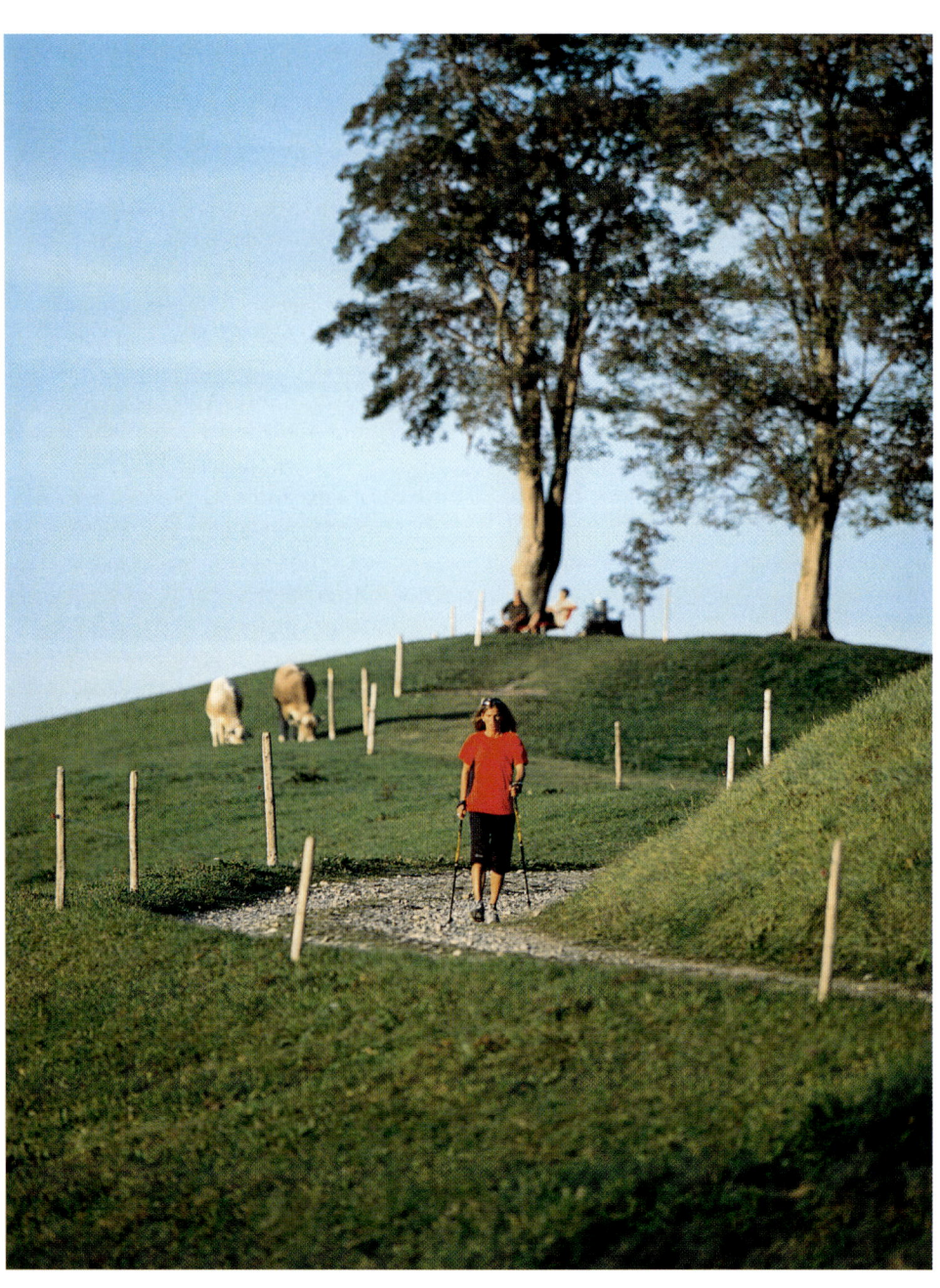

Herz. In einem Experiment mit Joggern zeigte sich, dass sie fast die doppelte Menge Stresshormone produzierten, wenn sie während des Laufens an leistungsbezogene Worte dachten wie »schneller«, »reiß dich zusammen« und Ähnliches. In einer anderen Gruppe, deren Denken um nicht leistungsbezogene Worte kreiste (»gleichmäßig« oder »nur nicht zu schnell«), blieb die Produktion in normalen Grenzen. Die mentale Einstellung während des Walkings spielt demnach eine große Rolle für die Körperchemie. Erinnern Sie sich, Walking ist nicht leistungsbezogen, sondern entspannendes, lustvolles, gesundheitsförderndes Körpertraining.

»Hat man einen Bogen, so spanne man ihn gelegentlich ab. Bleibt er die ganze Zeit gespannt, so zerspringt er und ist nicht mehr zu gebrauchen, wenn man ihn nötig hat. So ist auch der Mensch eingerichtet. Wollte er immer nur ernsthaft arbeiten und gar nicht scherzen, so müsste er eines Tages stumpfsinnig werden.«
(Herodot, König Amasis von Ägypten)

Die Kunst, im Augenblick zu leben

Als Erwachsener verlernt man schneller, als man es merkt, im Moment zu leben. Im Streben nach großen Zielen vergisst man unbemerkt, sich an Kleinigkeiten des Alltags zu freuen, denn meist ist der Kopf schon einen Schritt weiter.

Entwickeln Sie ein neues Bewusstsein für den Augenblick. Körperliche Bewegungen finden immer im Augenblick und nur in diesem Moment statt. Versuchen Sie, diese einzelnen Momente innig wahrzunehmen, und denken Sie nicht an Termine, Verträge und Arbeitsärger. Während des Walkings erfahren Sie eine zunehmende Wachheit und Lebendigkeit. Von der Vermehrung des Sauerstoffs im Blutkreislauf profitiert in besonderem Maße das Gehirn, da es diesen Stoff weit mehr als andere Körperorgane benötigt. So wird durch das vertiefte Atmen und die Mehrversorgung mit Sauerstoff der Geist erfrischt und geklärt, und die Denk- und Konzentrationsfähigkeit erhöht sich. Da zugleich die Intuition und die Spontaneität wachsen, fällt es leichter, Schwierigkeiten zu meistern und Entscheidungen zu treffen. Man ist der »inneren Stimme« näher, die einem bewusst macht, was man wirklich will.

Walking und Psyche

Körperliche Aktivität beeinflusst nicht nur das Denken und die Intelligenz. Bewegung ist auf vielfältige Weise mit der Stimulierung und der Dämpfung von Stimmungen und Gefühlen verknüpft. Der Gefühlshaushalt, als die »innere Bewegung« durch Emotionen und Stimmungen, scheint in so hohem Maße von muskulärer Bewegung abzuhängen, dass sportliche Betätigung allmählich in den Rang einer Wunderdroge erhoben wird. Ein Mindestmaß an körperlicher Bewegung und Aktivität ist die biologische Vorbedingung für psychische Gesundheit und Ausgeglichenheit. Physische Fitness wirkt wie ein Puffer in Zeiten, in denen emotionale Konflikte, Ängste und Depressionen der Psyche zu schaffen machen.

Welche Mechanismen machen den Körper zum Therapeuten der Seele? Wie kann beispielsweise ein halbstündiges Walking-Training zum Stimmungsaufheller werden? Mäßige Bewegung verbessert die körpereigene Chemie, indem sie beispielsweise einen Mangel an Norepinephrin, Dopamin und Serotonin ausgleicht, der ein Merkmal für depressive Zustände ist. Eine Dauerbelastung von Muskeln, Herz und Kreislauf, schweißtreibender Sport also, verringert die Natriumkonzentration im Körper. Dieses Salz kann die Wirkung der körpereigenen stimmungshebenden Opiate blockieren, wenn es in zu hohen Konzentrationen in den Körperflüssigkeiten enthalten ist. Indem es durch Schwitzen ausgeschwemmt wird, haben die Opiate eine bessere Chance, unsere Stimmung und Befindlichkeit zu verbessern.

»Stellen Sie sich eine Medizin vor, die so mächtig ist, dass sie die Gehirnchemie verändern kann, so vielseitig, dass sie eine ganze Reihe von psychischen Problemen verhindern oder lindern kann, so sicher, dass sie fast ohne Nebenwirkungen ist, wenn sie maßvoll eingenommen wird, und so billig, dass sie sich jeder leisten kann. Diese Wunderdroge ist körperliche Aktivität.« (Robert Hales, Psychiater)

Lust statt Frust

Jeder hat seine Hoch- und Tiefphasen, doch in den dunklen Wintermonaten schlägt unser Stimmungsbarometer häufiger nach unten aus. Wenn die Tage kürzer werden, fühlen sich viele von uns schläfrig und schlapp – ein ganz normaler Stimmungsabfall, der jährlich mehr oder weniger ausgeprägt wiederkehrt. Schätzungsweise zehn Millionen Amerikaner leiden an saisonabhängiger Depression. Die Forscher vermuten, dass weitere 25 Mil-

Körperliche Bewegung beeinflusst die Stimmungslage positiv.

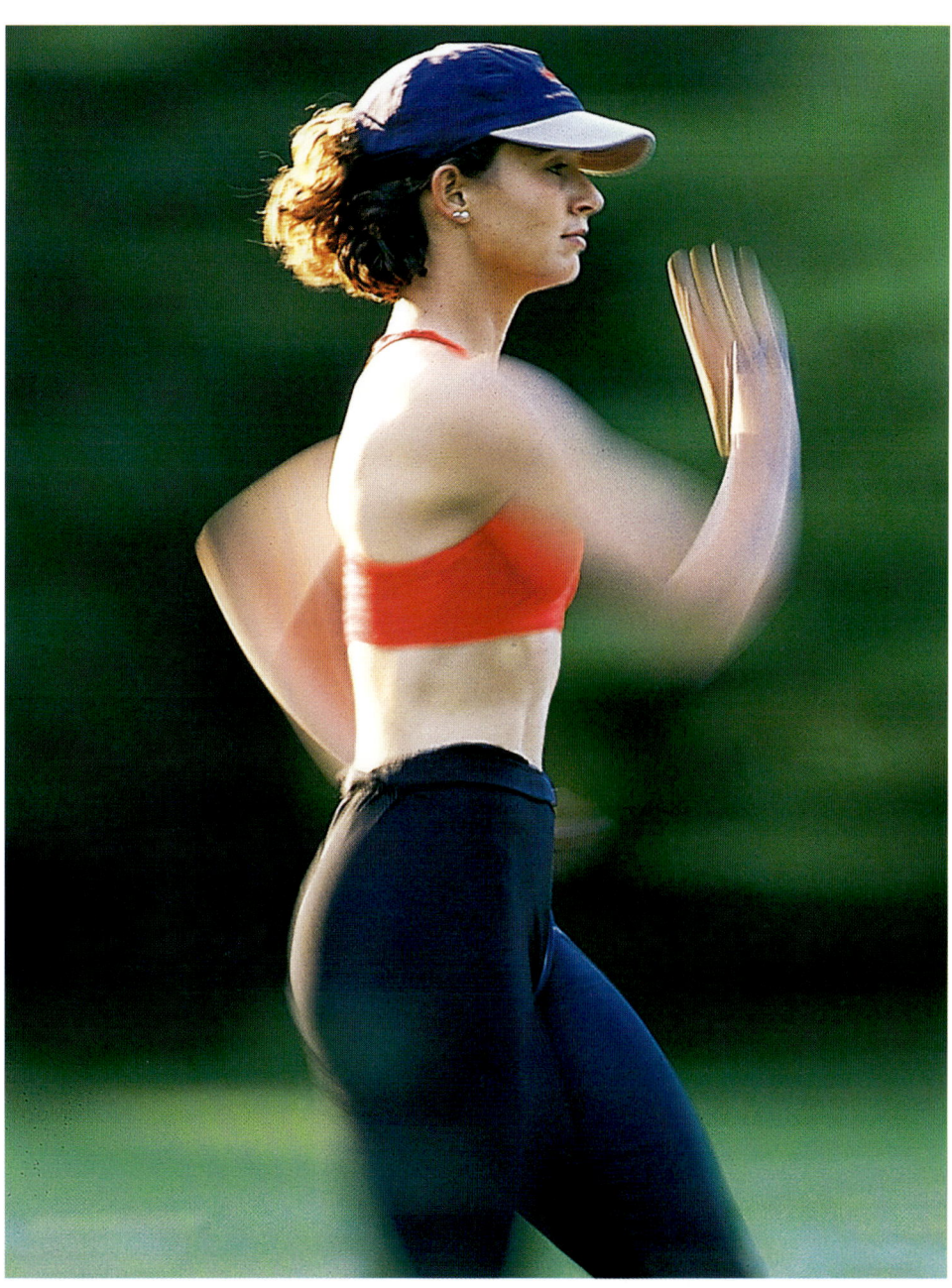

lionen Menschen einige der Symptome von SAD (Seasonal Affective Disorder) erleben – Lethargie, Depression, Hunger nach Süßem und Gewichtszunahme.

SAD ist nicht überall gleich häufig. Das Sonnenlicht scheint der entscheidende Faktor dabei zu sein – je weiter nördlich jemand lebt, desto größer ist das Risiko, unter SAD-Symptomen zu leiden. Das liegt daran, dass es vom Breitengrad abhängt, wie viele Stunden pro Tag die Sonne scheint. Die Tageslichtdauer sagt unserer inneren Uhr, wie viel Melatonin wir brauchen. Melatonin beeinflusst unsere Wachheit und unsere Stimmung. Wenn es dunkel wird, beginnt unser Gehirn mit der Ausschüttung dieses natürlichen Schlafmittels. Herbst- und Wintertage sind kürzer, und daher strömt das Melatonin früher ins Blut. Eine Studie der Psychiatrischen Universitätsklinik Basel hat gezeigt, dass mit dem Schwinden der Tageszeit im Winter bei vielen Leuten die Stimmung ab- und die Müdigkeit zunimmt. Elf Prozent der Schweizerinnen und Schweizer leiden anscheinend unter jahreszeitlich bedingter Verstimmung. Besonders anfällig sind Personen, die den ganzen Tag im Büro oder in anderen geschlossenen Räumen ohne Tageslicht arbeiten.

Happy-Feeling- und Miesmacher-Hormone

Jeder Mensch reagiert aber anders auf Licht und auf seine eigenen Hormone. Hormone sind für unsere Stimmungen und Gefühle verantwortlich. Sie sind Boten unseres Körpers und übertragen körpereigene Botschaften, die am jeweiligen Bestimmungsort verschiedene Mechanismen auslösen. Leistungsfähigkeit, Entspannung und Zufriedenheit wären ohne diese winzigen Botenstoffe nicht möglich. Sie werden in winzigen Mengen in den verschiedenen Drüsen (die unter Sportlern bekannteste ist die Nebenniere, wo das Adrenalin ausgeschüttet wird) hergestellt und in Umlauf gebracht. Hormone benützen das Blut als Transportsystem und finden so schnell den Weg zu ihrem Ziel. Vergleichbar mit einem Musikorchester, in dem jedes Mitglied eine wichtige Rolle spielt, funktionieren auch die Hormone im Wechselspiel mit anderen Hormonen.

Die Drüsen sind abhängig von unserer Stimmungslage. Sind wir gut drauf, so sind die Drüsen produktiv, und es geht uns gut. Es herrscht ein hormonelles Gleichgewicht. Ist unsere Stimmung gedrückt, machen wir uns Sorgen oder sind in Trauer, so wird auch die Arbeitsleistung der verschiedenen Drüsen in Mitleidenschaft gezogen. Die »Miesmacher-Hormone« nehmen überhand, die Ausschüttung der »Happy-Feeling-Hormone« wird gedrosselt.

Das positive Denken ist daher wichtig. Machen Sie das Beste aus der dunklen Jahreszeit. Walken Sie, sooft Sie können. Gehen Sie zu zweit oder in der Gruppe, und genießen Sie das gesellschaftliche Erlebnis. Gönnen Sie sich in Ihrer Freizeit Unterhaltung und Spaß. Unternehmen Sie wieder einmal etwas Außergewöhnliches oder etwas schon lange Geplantes. Bewegung im Freien und genug Tageslicht ist die beste Medizin gegen Winterdepressionen. Nützen Sie daher die Mittagszeit und machen Sie ein »Verdauungs-Walking« an der frischen Luft.

Medizinische Aspekte des Walkings

Walking bei Rückenschmerzen

Rückenbeschwerden und ihre Ursachen

Rückenbeschwerden oder -schmerzen sind in den Ländern der Dritten Welt so gut wie unbekannt. In den Industrienationen leidet schon jeder dritte Bürger daran, wobei die Zahl der jungen Patienten (unter 20 Jahren) stetig wächst. Die Wirbelsäule im Lendenbereich ist eine Schwachstelle des stehenden Menschen, die wir der Aufrichtung zum Zweibeiner zu verdanken haben, weil die fünf Lendenwirbel das gesamte Gewicht des Kopfes, der Arme, des Schultergürtels und des Brustkorbs auf das Becken übertragen. Vor allem zwischen dem vierten und dem fünften Lendenwirbel und dem Kreuzbein treten häufig Probleme auf. Es besteht hier besonders die Gefahr einer Verschiebung und Quetschung der Bandscheiben. **Vorbeugung** wird deshalb auch hier groß geschrieben. Wenn erst einmal Symptome einer Krankheit erkennbar werden, dann ist es schon ziemlich spät, und die Ursache liegt weit zurück. Obwohl Rückenschmerzen scheinbar plötzlich auftreten, z.B. während Sie sich bücken, um etwas aufzuheben, werden sie in Wirklichkeit lange vorher durch folgende Faktoren begünstigt:

➤ schwache Rücken- und Bauchmuskulatur
➤ ungünstige Körperhaltung
➤ Übergewicht
➤ Rauchen
➤ häufiges, langes Sitzen
➤ Heben, Schieben und Drehen von schweren Gegenständen
➤ Dauerstress und Überlastung
➤ falsche Ernährung

Was geschont und nicht benützt wird, verkümmert und degeneriert. Muskelstörungen durch Bewegungsmangel tragen die Schuld an 80 % aller Fälle von Rückenschmerzen.

Übergewicht

Übergewicht verstärkt die normale Krümmung der Lendenwirbelsäule und erhöht die Belastung des unteren Rückens. Ein »Wohlstandsbauch« und eine schlaffe Bauchdecke bewirken, dass die Eingeweide nach vorn absinken. Dadurch krümmt sich die Lendenwirbelsäule vermehrt, und es entsteht ein starkes Hohlkreuz. Regelmäßiges Körpertraining hilft Ihnen generell, fit zu bleiben sowie das Körpergewicht zu reduzieren und zu kontrollieren.

Körperhaltung

Die Wirbelsäule als beweglicher Stab und Zentrum des Körpers formt in einem hohen Maße das äußere Erscheinungsbild. Der Mensch hat sich durch das Aufrichten in die

Vertikale nicht nur Vorteile eingehandelt. Das Körpergewicht zieht im aufrechten Stand nach vorn und kann im Wesentlichen nur von der rückwärtigen Muskulatur am Vornüberkippen gehindert werden. Das hatte zur Folge, dass sich die Wirbelsäule im unteren Bereich leicht nach vorn krümmte, um das Körpergewicht besser ausbalancieren und Stöße gut abfedern zu können.

Eine optimale Haltung nimmt Rücksicht auf diese natürlichen Krümmungen. Schlechte Angewohnheiten, Verletzungen und ungeeignete Schuhe sind oft die Ursache dafür, dass die Wirbelsäule übermäßig belastet wird. Tragen Sie Schuhe mit flachen Absätzen. Achten Sie darauf, dass sie korrekt sitzen und die Füße gut unterstützen, vor allem, wenn Sie viel auf den Beinen sind.

Fußfehlstellungen wie Senk-, Knick- und Plattfüße können sich über die Beine in Wirbelsäulenbeschwerden äußern.

Sitzen – vom Privileg zum Übel

Den größten Teil seiner Entwicklungsgeschichte, nämlich 95 %, verbrachte der Mensch als Jäger und Sammler, ständig in Bewegung auf der Suche nach Nahrung und auf der Flucht vor Gefahren. Aber auch in der relativ kurzen Zeit danach, als Ackerbau und Viehzucht die Menschen sesshaft machten, blieben die meisten von ihnen in Bewegung. Erst in unserer Zeit wurden wir wirklich »sesshaft« – das Sitzen ist heutzutage die verbreitetste und häufigste Position. Die Bewegungsarmut ist nicht nur eines der typischen Merkmale der heutigen Lebensweise, sie stellt nach neuesten Einschätzungen auch eines der größten Gesundheitsrisiken dar. Die Erschlaffung der Muskeln geht

Alternative Sitzmöglichkeit: der Sitzball

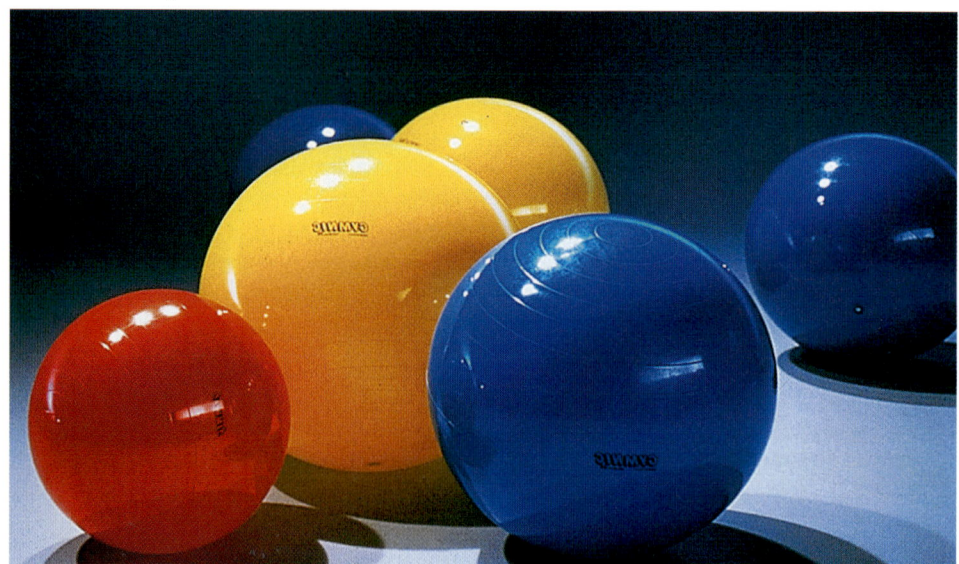

einher mit der Erschlaffung von Lebens- und Widerstandskraft. Was zu früheren Zeiten nur privilegierten Menschen, Herrschern und Königen, vorbehalten war, hat sich zu einem Übel entwickelt: Der moderne Mensch verbringt 65 % seines gesamten Wachlebens in irgendeiner sitzenden Stellung.

Sitzen bedeutet aber keineswegs Schonung oder Entlastung der Wirbelsäule. Es bewirkt vielmehr, dass Knochen, Muskeln, Bänder, Gelenke und Bandscheiben verkümmern bzw. belastet werden. Selbst bei korrektem Sitzen wird die Wirbelsäule zu etwa 40 % mehr belastet als beim Gehen. Arbeiten im Sitzen, mit rundem Rücken und nach vorn gestreckten Armen, ist so ziemlich das Schlimmste, was man dem Rücken auf Dauer antun kann. Beim »bequemen« Sitzen mit rundem Rücken wird die Wirbelsäule gebeugt, die einzelnen Lenden- und Brustwirbel werden zusammengestaucht. Das Becken kippt nach hinten, der Kopf wird überstreckt und ist nicht mehr im Wirbelsäulenlot. In dieser Belastungshaltung werden die Schultern- und Nackenmuskeln, die Wirbelsäulenbänder, die kleinen Wirbelgelenke und die Bandscheiben übermäßig belastet und die Verdauungsorgane auf engstem Raum zusammengedrängt. Durch das Absinken des Brustkorbs nach vorn können sich die Rippen nicht mehr richtig heben. Tiefes Atmen ist so nicht möglich, was den Blutkreislauf und die Verdauung beeinträchtigt. Spreizen Sie die Beine in einem Winkel von etwa 45 Grad; so können Sie besser aufrecht sitzen, und die Wirbelsäule gewinnt die zur Aufrichtung notwendige Stabilität. Sitzhilfen können den Rückenmuskeln die Arbeit erleichtern. Ein keilförmiges Schaumstoff-

kissen oder ein Sitzball unterstützen das Beckenkippen nach vorn und fördern damit die natürliche Krümmung der Lendenwirbelsäule. Auch auf dem teuersten Bürostuhl kann man schlecht und nachlässig sitzen. Folgende Ratschläge helfen Ihnen, das zu vermeiden:

➤ Unterstützen Sie Ihre Sitzhaltung vom Becken her. Ertasten Sie im Sitzen auf einem Stuhl Ihre Sitzbeinhöcker. Diese beiden spitzen Knochen liegen im Übergang von Oberschenkelrückseite und Gesäßfalte. Verändern Sie Ihre Beckenstellung nach vorn, bis Ihr Körpergewicht gleichmäßig auf beide Knochen verteilt ist.

➤ Strecken Sie mit Hilfe der Bauchmuskulatur Ihre Wirbelsäule. Stellen Sie sich dafür eine auseinander gezogene Sprungfeder vor.

➤ Kontrollieren Sie immer wieder, ob Ihre Nackenmuskulatur entlastet ist und Sie den Kopf nicht zu weit nach vorn neigen.

➤ Vergessen Sie nicht, regelmäßig und tief zu atmen.

➤ Bewegen Sie den Rücken öfter oder stehen Sie auf, um den Mechanismus der Muskelpumpe zu fördern, was zu einer verbesserten Durchblutung der Bandscheiben und der Muskeln führt. Experimentieren Sie mit verschiedenen Sitzhöhen und Hilfsmitteln.

➤ Kontrollieren Sie sich immer wieder: Wie halten Sie Ihre Schultern? Wo befindet sich Ihr Kopf? Sitzen Sie auf Ihren Sitzbeinhöckern? Ist Ihre Wibelsäule lang und gestreckt? Atmen Sie tief in den Körper hinein?

Richtiges Heben will gelernt sein

Falsches Heben von schweren Lasten erhöht die Wahrscheinlichkeit, Bandscheibenprobleme zu bekommen. Wird beispielsweise

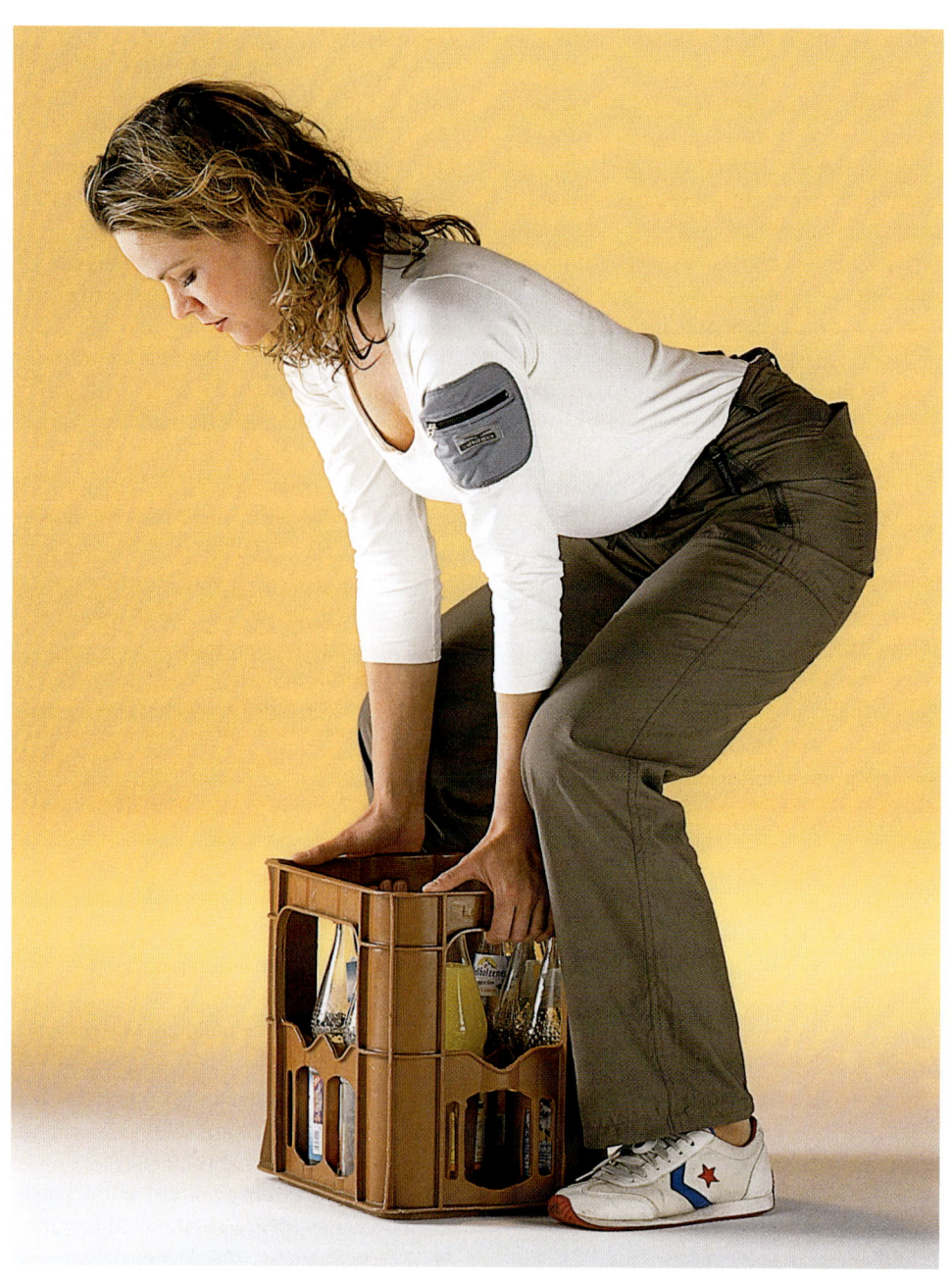

eine Last von 50 kg mit rundem Rücken vom Boden gehoben, so ist die Belastung der Zwischenwirbelscheiben um etwa 65 % höher als beim Heben der gleichen Last mit flachem Rücken.

Entscheidend für die Wirbelsäule ist, ob die Gewichte körpernah oder körperfern getragen werden. Gehen Sie dafür in die Hocke, spannen Sie Ihre Bauchmuskulatur an, und halten Sie den Rücken immer gerade. Testen Sie das Gewicht, und holen Sie Hilfe, wenn es zu schwer ist. Verteilen Sie die Lasten; heben Sie nie zu viel auf einmal. Versuchen Sie, das Objekt so dicht wie möglich an Ihren Körper zu nehmen, und gebrauchen Sie zum Aufstehen die großen Muskeln Ihrer Beine. Drehen Sie sich nicht aus der Taille heraus, solange Sie das Gewicht halten, sondern benützen Sie die Füße zum Drehen.

Bücken Sie sich richtig

Um sich richtig zu bücken, gibt es zwei Möglichkeiten – das Bücken mit geradem Oberkörper (vertikaler Bücktyp) oder das Bücken mit vorgeneigtem Oberkörper (horizontaler Bücktyp). Für Menschen mit langem Oberkörper und kurzen Beinen eignet sich das vertikale Bücken: Beugen Sie sich in den Hüft- und Kniegelenken, schieben Sie das Gesäß nach hinten und bewegen Sie den Oberkörper mit gestreckter Wirbelsäule nach unten. Für Menschen mit langen Oberschenkeln ist es besser, sich horizontal zu bücken:

Lasten sollten immer mit geradem Rücken, angespannter Bauchmuskulatur und gebeugten Knien gehoben werden.

Halten Sie dafür die Wirbelsäule so gerade wie möglich, und machen Sie die Bewegung aus der Hüfte und den Kniegelenken. Die richtige Haltung des Rückens ist in entscheidendem Maße von der Position des Kopfes abhängig. Durch die Kopfbewegung bzw. -haltung werden Reize ausgelöst, die einen Spannungszustand in bestimmten, miteinander arbeitenden Muskelgruppen bewirken. Durch starkes Rückbeugen des Kopfes wird z. B. unwillkürlich die Spannung der Rückenstrecker erhöht. Eine Hohlkreuzhaltung ist die unvermeidliche Folge davon. Wird aber der Kopf nach vorn gebeugt, so zieht sich sofort die Beugemuskulatur zusammen. Der Kopf besitzt somit eine Steuerfunktion. Die richtige Hebetechnik setzt deshalb immer eine aufrechte Kopfhaltung voraus. Der bei aufrechter Kopfhaltung auf einen entfernten Gegenstand gerichtete Blick erleichtert das Beibehalten der richtigen Kopf- und Rückenposition während des Hebevorgangs.

Rücken- und Bauchmuskulatur

Die Rücken- und die Bauchmuskeln sind ein raffiniertes System von Seilzügen. Die bestmögliche Ausgangsbedingung für die Funktion der Wirbelsäule liegt dann vor, wenn sie zwischen der Rückenmuskulatur einerseits und der Bauchmuskulatur andererseits wie ein Schiffsmast verspannt ist. Je besser geschult Rücken- und Bauchmuskulatur sind, desto mehr Halt und Stabilität gewinnt die Wirbelsäule im täglichen Leben und beim Sport. Das Becken ist das Fundament des Rumpfes und nimmt eine Schlüsselstellung ein. Durch das Gegenspiel der Bauch- und Oberschenkelmuskeln und der großen Gesäßmuskulatur wird es im Gleichgewicht gehalten. Bei andauerndem Sitzen verkürzen sich jedoch diese Muskeln, und auch die Kraft der Gesäßmuskeln lässt nach, was zur Folge hat, dass sich das Becken nur noch schwer aufrichten lässt. Somit ist auch die Wirbelsäule nicht im Lot. Die Kraftübungen im Anhang dieses Buches verbessern die Leistungsfähigkeit von Bauch- und Rückenmuskulatur und ihrer korsettähnlichen Stützfunktion. Rücken- und Bauchmuskulatur müssen zusammen- spielen, um die aufrechte Haltung im Stehen und im Gehen zu gewährleisten. Rücken- gymnastik mobilisiert die einzelnen Wirbel- körper und erhöht die Flexibilität der Musku- latur. Dabei ist wichtig, nicht nur einzelne Muskeln, sondern etwa die Bauchmuskula- tur als Ganzes zu entwickeln. Aufsitzübun- gen (Sit-ups) sind die bekanntesten und sehr wirksame Kräftigungsübungen für die Bauchmuskulatur. Sie sind jedoch nur dann nützlich, wenn sie korrekt ausgeführt werden. Die häufigsten Fehler:

➤ Setzen Sie sich nicht ganz auf. Heben Sie nur Kopf, Schultern und den oberen Teil des Rückens vom Boden, nicht den gesamten Rumpf. Dies ist produktiver, verhindert über- schüssige Bewegungen und konzentriert den Effekt auf die Bauchmuskeln.

➤ Keine gestreckten Beine. Vergessen Sie die althergebrachten Aufsitzübungen mit ge- raden, auf dem Boden ausgestreckten Bei- nen. Das kann dazu führen, dass Sie ein zu starkes Hohlkreuz machen und damit den unteren Rücken zu stark belasten. Erst wenn Sie eine sehr kräftige Bauchmuskulatur be- kommen haben, können Sie Aufsitzübungen mit gestreckten Beinen als eine erschwerte Variation durchführen.

Kräftigungsübung für den Rücken

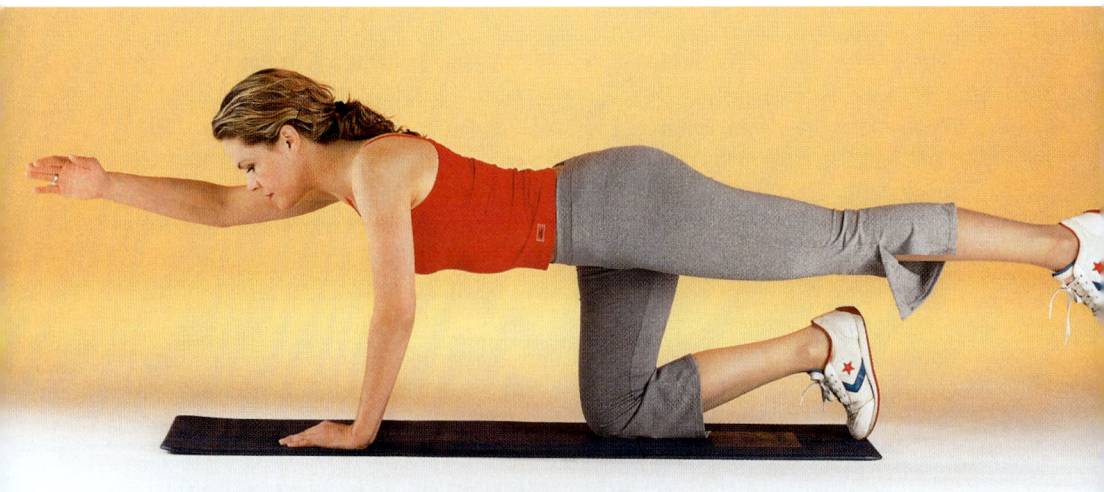

➤ Keine übertriebene Geschwindigkeit oder ständige Wiederholungen. Wenn Sie die Übungen zu schnell ausführen, werden die Bauchmuskeln nicht maximal trainiert, denn die Schwungkraft übernimmt bei schnellem Auf und Ab viel der Energie. Steigern Sie deshalb nicht die Anzahl der Wiederholungen, sondern den Anstrengungsgrad. Machen Sie die Übungen langsamer, und wählen Sie eine anspruchsvollere Variante. Spannen Sie während der Ausführung immer die Bauchmuskeln an, und pressen Sie Ihren unteren Rücken auf den Boden, um ein Hohlkreuz zu vermeiden. Heben Sie den Oberkörper nicht mehr als 30 Grad. Senken Sie langsam Ihren Rücken auf den Boden. Achten Sie darauf, dass Ihre Schultern und Ihr Kopf bis auf den Boden abgesenkt werden, um die Bauchmuskulatur im ganzen Bereich zu trainieren.

Kopf und Nackenmuskeln

Spezielle Beachtung sollten die Muskeln im Halsbereich finden. Sie halten das Kopfgewicht, damit der Kopf nicht nach vorn fällt. Bei einer ungünstigen Körperhaltung wird diese rückwärtige Muskulatur überlastet. Lästige Verspannungen und Kopfschmerzen sind das Resultat. In den kurzen Nackenmuskeln und in den darunter liegenden Gelenken sind zahlreiche Fühler eingelagert, die für die Stellung des Kopfes im Raum verantwortlich sind. Diese Fühler reagieren sehr stark auf falsche Belastung. Überbelastung äußert sich in Kopfschmerzen, Schlafstörungen, Hör- und Sehstörungen, evtl. sogar in Depressionen. Die Ursachen für Kopfschmerzen sind sehr vielschichtig, doch sie können mit einer verspannten Kopf- und Nackenmuskulatur zusammenhängen.

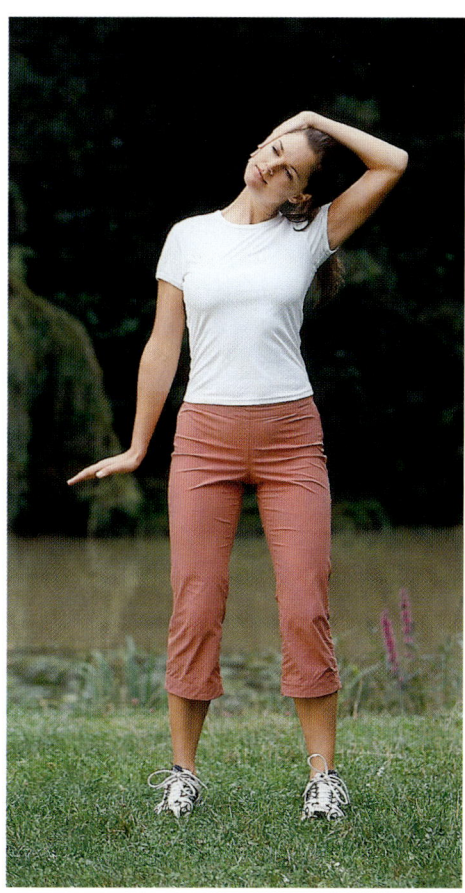

Dehnung der Nackenmuskulatur

Dauerstress und Überbelastung

Die Zahl der Menschen, bei denen der Arzt keine organische Ursache für ihre oft hartnäckigen Rückenbeschwerden finden kann, deren Beschwerden also psychosomatischen Ursprungs sind, nimmt stetig zu. Gefühle und Gedanken hängen sehr viel enger mit dem Zustand des Körpers zusammen, als traditionelles Expertenwissen dies bis heute anzuerkennen bereit war. Die enge Wechselwirkung zwischen Seele und Körper spiegelt sich in der Körperhaltung eines Menschen wider und spielt auch bei der Entstehung von Rückenschmerzen eine wichtige Rolle. Nacken-, Kreuz- und manche Kopfschmerzen sind häufig die Reaktion auf den enormen Leistungsdruck in unserer Gesellschaft, dem sich kaum jemand entziehen kann. So kann sich der Teufelskreis Muskelverspannung – Schmerz – Muskelverspannung immer mehr auswirken und der Schmerz immer tiefer in das geschädigte Gewebe eindringen.

Der Mensch ist, was er isst:
Unsere heutige Ernährung besteht überwiegend aus denaturierter (nicht im Naturzustand belassener) und säureüberschüssiger Zivilisationskost. Bei Säureüberschuss fließt die eingedickte Gewebeflüssigkeit langsamer durch das verschlackte Gewebe und versorgt die Zellen nur noch unzureichend mit lebensnotwendigen Stoffen. Unter dieser Verlangsamung des Stoffwechsels leidet in erster Linie das stoffwechselträge Bandscheibengewebe. Zudem begünstigt der übermäßige Genuss von Fleisch und Eiern, die praktisch kein Kalzium enthalten, die Entstehung von Osteoporose und Gelenkkrankheiten, da dadurch die Pufferkapazität der basischen Salze des Knochens noch mehr in Anspruch genommen wird. In Tierversuchen wurde gezeigt, dass bei denaturierter Kost als Erstes das Stützgewebe und die Knochen degenerieren. Um vorzubeugen oder Abhilfe bei bereits bestehenden Schäden zu bringen, sollte im Stoffwechsel der bei pH 7 liegende und im Urin messbare bio-

logische Neutralwert erreicht werden. Dies geschieht durch eine basenüberschüssige, entschlackende Kost, d.h. weniger oder kaum Fleisch, Eier, Quark, Fisch und dafür mehr Salate, Kartoffeln, Gemüse, Obst und Milch (Milch reagiert im Stoffwechsel basisch, während Quark ausgesprochen sauer wirkt).

So können Sie selbst Rückenbeschwerden lindern

➤ Im Liegen wird die Wirbelsäule weniger belastet, und die Schmerzen lassen oft nach. Bleiben Sie aber nicht länger als zwei Tage im Bett. Längere Phasen der Bettruhe schwächen die Muskulatur.

➤ Örtlich begrenzte Schmerzen lassen sich, wenn sie sofort mit Eis behandelt werden, sehr gut lindern. Ein Eisbeutel sollte zwei Tage lang im Abstand von zwei Stunden für 10–20 Minuten auf die schmerzende Stelle gelegt werden.
Wenn Sie die schmerzende Stelle mit Eiswürfeln massieren, können Sie Erfrierungen vermeiden. Eismassage: 10–15 Minuten mit steigendem Druck massieren.
Ca. 5–10 Minuten Pause, bis die Durchblutung langsam wieder zunimmt. Wiederholen Sie diesen Vorgang einige Male.

➤ Wärme sollte bei einem akuten Rückenproblem erst nach 48 Stunden angewendet werden. Sie können allerdings die Muskeln durch ein heißes Bad, eine Dusche, ein Wärmekissen, Rotlicht oder feuchtheiße Kompressen entspannen. Dies lindert chronische oder ausgedehnte Rückenschmerzen, die einige Zeit nach einer Rückenverletzung auftreten.

Mit Walking gegen Rückenschmerzen

Bei Rückenbeschwerden kann sanftes Körpertraining gute Linderung bringen. Da die Zwischenwirbelscheiben wie ein Schwamm arbeiten, der sich abwechslungsweise vollsaugt und auspresst, d.h. durch Diffusion ernährt wird, fördert der Wechsel zwischen Be- und Entlastung den Stoffwechselaustausch. Beim Gehen nimmt die Wirbelsäule dafür eine ideale Haltung ein. Die Muskeln sind in ständiger Bewegung, und die Bandscheiben werden durch den rhythmischen Wechsel von Druck und Entlastung durchsaftet. Nur unter einer regelmäßigen Wechseldruckbelastung ist die Ernährung des Bandscheibengewebes gewährleistet. Unter anhaltendem Druck (z.B. bei langem Sitzen oder Stehen) wird die Bandscheibe zunehmend zusammengepresst. Sie können dies daran erkennen, dass Sie am Abend etwa 1–2 cm kleiner sind als am frühen Morgen. Dann findet keine Durchdringung des Gewebes mit den erforderlichen Nährsubstraten statt. Wenn sie entlastet ist, kann die Bandscheibe jedoch wieder aufquellen, ihre normale Pufferkapazität erlangen und neue Nährstoffe aufnehmen, die sie zur Gesunderhaltung braucht.

Die wichtigsten Gebote für einen gesunden Rücken
- Versuchen Sie, ein fein abgestimmtes Gefühl für Ihre verschiedenen Körperhaltungen zu entwickeln.
- Heben Sie keine schweren Lasten.
- Vermeiden Sie Aktivitäten, die den Rücken stark belasten, und plötzliche

Drehungen, wie sie in Risiko-Sportarten wie Golf, Tennis und anderen Sportarten mit Schlägern vorkommen.
- Achten Sie auf eine natürliche Ernährung.
- Rauchen Sie nicht. Nikotin ist ein Gefäßgift, das die Blutgefäße verengt und damit die Ernährung des Gewebes stark beeinträchtigt. Viele Studien haben bereits bewiesen, dass Rauchen die Degeneration der Zwischenwirbelscheiben erhöht.
- Lernen Sie die richtigen Hebe-, Bück- und Sitztechniken.
- Versuchen Sie, nicht auf dem Bauch zu schlafen. Wenn Sie auf der Seite schlafen, legen Sie sich ein Kissen zwischen die Beine. Schlafen Sie auf dem Rücken, legen Sie sich ein Kissen in die Kniekehlen.
- Achten Sie auch während des Autofahrens auf eine optimale Sitzposition.
- Tragen Sie ergonomische Schuhe und Kleidung.
- Wählen Sie die richtige Sitzgelegenheit und das geeignete Bett.
- Betreiben Sie regelmäßig Bewegungs-, Kraft- und Beweglichkeitstraining.

Herzinfarkt und Walking

Das Herz – Zentrum des Kreislaufs

Das Herz schlägt lebenslang ohne Unterbrechung, um den gesamten Körper mit lebenswichtigem Sauerstoff zu versorgen. Der Blutkreislauf, der den Transport des Sauerstoffs übernimmt, ernährt alle Organe und ermöglicht ihnen damit die unterschiedlichen Funktionen.

Das Herz ist das Zentrum des Kreislaufs. Es befördert Blut in die Gefäße wie eine Pumpe und transportiert den Sauerstoff sowie Nahrungsbestandteile in die entlegensten Winkel des Körpers.

Dafür ist das Herz in eine rechte und eine linke Hälfte geteilt. Das Blut fließt von der rechten Herzhälfte in den Lungenkreislauf, wo frischer Sauerstoff aufgenommen und Kohlendioxid abgegeben wird. Von der Lunge strömt es zurück in die linke Herzhälfte und wird von dort weiter in die Hauptschlagader – die Aorta – gepumpt. Danach verteilt es sich in alle Blutgefäße. Das Ganze wird gesteuert durch ein System von Herzklappen, die dafür sorgen, dass das Blut nur in eine Richtung fließt, nämlich von den Vorhöfen in die Hauptkammern und von dort in die großen Gefäße.

Das Herz arbeitet in einem gewissen Rhythmus von Füllung und Entleerung. Die Vorkammern füllen die Hauptkammern, danach nehmen sie erneut frisches Blut aus den zum Herzen führenden Gefäßen auf. Die Hauptkammern entleeren sich in die vom Herzen wegführenden Gefäße und werden sogleich wieder von den Vorkammern gefüllt. Den ganzen Vorgang nennt man einen Herzzyklus, einem jeden Pulsschlag liegt ein solcher Herzzyklus zugrunde.

Die vom Herzen wegführenden Gefäße – die Arterien – sind kreisrunde, elastische Schläuche mit einer verhältnismäßig starken, muskulösen Wand, die dem hohen Druck widerstehen müssen, mit dem das Blut durch sie hindurchgepumpt wird. Die zum Herzen zurückführenden Blutadern – die Venen – weisen dünnere Wände auf, da das zurückströmende Blut nicht mehr unter so hohem Druck steht. Der Kreislauf erfolgt sehr rasch; in weniger als einer Minute kommt das Blut wieder am Ausgangsort an, bei Anstrengung wird diese Zeit noch kürzer.

Um seine Aufgabe zu erfüllen, ist das Herz auf die stetige Versorgung mit Sauerstoff und Energieträgern angewiesen, das heißt auf eine ausreichende Durchblutung. Dazu dienen die Herzkranzgefäße, deren Funktion für das Herz lebensnotwendig ist. Ein Herzinfarkt entsteht durch den Verschluss eines dieser Herzkranzgefäße. Dies bedeutet, dass der betreffende Abschnitt des Herzmuskels von der lebensnotwendigen Sauerstoffzufuhr abgeschnitten ist. Der Betroffene spürt häufig Schwindel und Übelkeit, nicht selten Todesangst.

Bei allen Infarkten werden die abgestorbenen Herzmuskelzellen ganz allmählich, im Laufe von Tagen und Wochen, durch Narbengewebe (Bindegewebe) ersetzt. Diese Narbe bildet mit der Zeit ein festes Widerlager und gibt dem Herzen damit die Funktionsfähigkeit weitgehend zurück. Die Beschwerden, die der Patient verspürt, werden in der Regel innerhalb der ersten Stunden oder Tage verschwinden. Die Mehrzahl aller Patienten wird nach dem akuten Ereignis zunächst keine Beschwerden mehr verspüren.

Risikofaktoren

Etwa 50 % der Herzinfarkte können auf bestimmte Risikofaktoren zurückgeführt werden. Das heißt: Gelänge es, die Risikofaktoren auszuschalten, dann gäbe es nur noch die Hälfte aller Herzinfarkte. Bei kaum einer anderen Krankheit ist Vorbeugung so wirksam wie beim Herzinfarkt. Wiederum geht es darum, sich eine gesunde Lebensweise anzugewöhnen: nicht zu rauchen, sich gut zu ernähren und zu bewegen. Aber auch den inneren Verschleiß durch Stress, Aggressionsstau und Selbstverleugnung gilt es zu vermeiden.

Hoher Blutdruck

Der hohe Blutdruck ist der Schrittmacher für den Schlaganfall, aber auch für den Herzinfarkt und zahlreiche weitere Gefäßkrankheiten. Man geht allein in Deutschland von über 5 Millionen Menschen mit zu hohem Blutdruck aus. Die meisten der Betroffenen merken von ihrem hohen Blutdruck nichts, ganz im Gegenteil: Hypertoniker sind oft Menschen, die sich besonders wohl fühlen und besonders aktiv sind. Auf Dauer führt hoher Blutdruck jedoch zu einer Schädigung der Gefäßwand. Wird er nicht rechtzeitig erkannt und behandelt, kann Bluthochdruck die Lebenserwartung deutlich verkürzen. Von den Todesfällen bei unter 60-Jährigen werden 40 % auf hohen Blutdruck und seine Folgen zurückgeführt. Messen ist der einzige Weg zur Früherkennung!
Auf der Suche nach den Ursachen von hohem Blutdruck hat sich die Bedeutung der

Sport verbindet. Jung und alt trifft sich beim Walking.

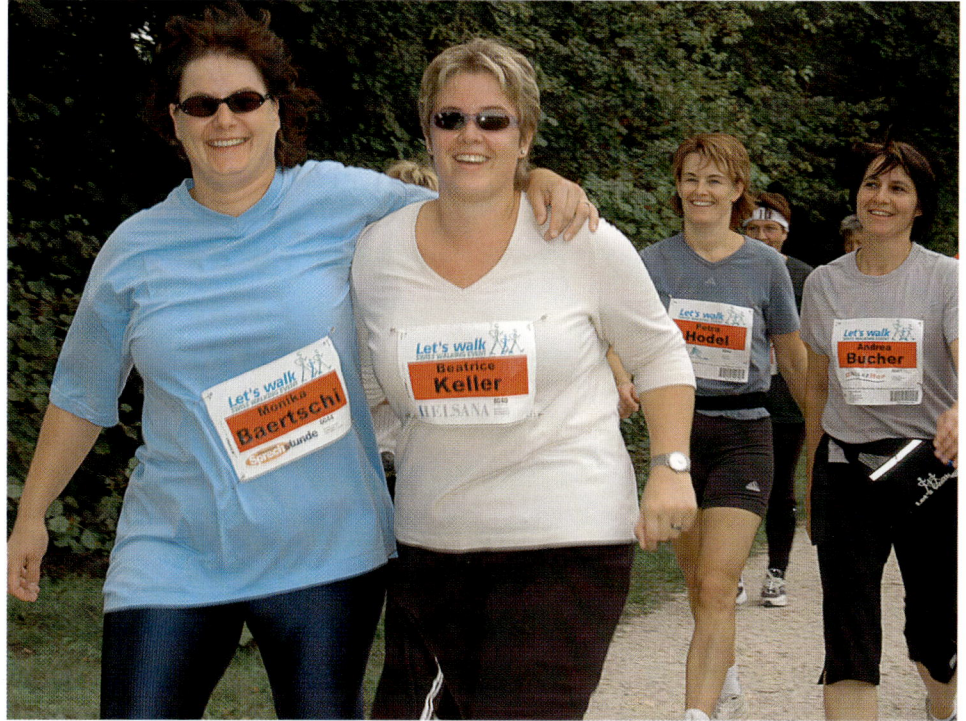

Lebensgewohnheiten herausgestellt. Abgesehen von einigen ganz speziellen Erkrankungen findet sich allgemein keine krankhafte Ursache – hoher Blutdruck ist essentiell, das heißt, die Ärzte wissen nicht, wodurch er verursacht wird. Es gibt aber einige typische Merkmale, die sich bei vielen Menschen mit hohem Blutdruck finden. Zumeist sind sie übergewichtig, nehmen zu viel Salz zu sich oder können körperliche und seelische Belastungen nicht verarbeiten. Die Behandlung von hohem Blutdruck beginnt mit allem, was jeder selbst tun kann: Stressreduktion, Gewichtsabnahme, Ernährungsumstellung und regelmäßigem Gesundheitssport – erst dann haben Medikamente ihre Berechtigung.

Cholesterin

Ein vermehrter Cholesteringehalt des Blutes ist hauptverantwortlich für das Entstehen einer Arterienverkalkung, in deren Folge schwere Durchblutungsstörungen (z. B. Herzinfarkt, Schlaganfall) auftreten können. Kombiniert mit Zigarettenrauch und erhöhtem Blutdruck, steigt das Herzinfarktrisiko um etwa das Zehnfache gegenüber einem Gesunden und Nichtrauchenden an.

Da Cholesterin im Körperstoffwechsel selbst gebildet wird, kann der Cholesterinspiegel nur indirekt beeinflusst werden. Mittlerweile weiß man, dass es zwei Arten Cholesterin gibt: LDL und HDL (Low-Density- bzw. High-Density-Lipoproteine). Lipoproteine sind Wirkstoffe im Blut, die das Cholesterin transportieren. Je höher der HDL-Spiegel ausfällt, desto geringer ist die Gefahr einer Herzkrankheit. Mäßiger Alkoholgenuss steigert den HDL-Spiegel im Blut. Maßvolles körperliches Training lässt den HDL-Spiegel eben-

falls steigen. Der Spiegel des schädlichen LDL erhöht sich als Folge des Konsums von gesättigten Fettsäuren, Zucker, Kaffee, Nahrungsmittelzusätzen, der Einnahme der Pille sowie durch Stress und Bewegungsmangel.

Walking nach einem Herzinfarkt

Herzspezialisten verschreiben schon seit langem körperliche Aktivität als Teil eines Koronar-Rehabilitationsprogramms, und seit den frühen sechziger Jahren, als die Koronar-Rehabilitation immer mehr in den Vordergrund trat, ist es Patienten, die Sport trieben, beständig besser gegangen als denjenigen, die keinen Sport trieben. Rehabilitationsprogramme für diesen Patientenkreis müssen sorgfältig geplant und kontrolliert werden, damit die Rehabilitation sicher verläuft.

In diesem Fall sind dosierte (d. h. herzfrequenzorientierte) »sanfte« Ausdauersportarten wie Walking besonders geeignet. Ein medizinisch überwachtes ambulantes Rehabilitationsprogramm ist die beste Behandlung für Herzpatienten. Viele Patienten haben jedoch nicht die Möglichkeit oder nutzen nicht die Chance, an einem beaufsichtigten Rehabilitationsprogramm teilzunehmen, sei es aufgrund finanzieller Umstände oder aus anderen Gründen. Aktivitätsprogramme, die zu Hause durchgeführt werden, sind für viele Koronarpatienten mit einem geringeren Risikostatus durchführbar und vorteilhaft. Selbst Patienten mit einem höheren Gesundheitsrisiko können nach einer sorgfältigen Untersuchung zu Hause trainieren. Die Selbstkontrolle mit einem Herzfrequenzmessgerät ist für diese Personen allerdings sehr wichtig. Natürlich müssen sie darüber hinaus in periodischen Abständen die Rehabilitationsklinik oder ihren Arzt aufsuchen.

Bei der Gestaltung eines Rehabilitationsprogramms werden die individuellen Bedürfnisse des Patienten berücksichtigt: die gesundheitliche Vorgeschichte, der medizinische Status, die Ernsthaftigkeit der Erkrankung, die funktionale Kapazität und der Status der Genesung. Es sollten erreichbare und realistische Ziele gesetzt werden, wobei die krankheitsbedingten Begrenzungen des Patienten berücksichtigt werden.

Die effektivsten Trainingsformen für Herzpatienten entsprechen folgenden Kriterien:
➤ aerob
➤ Einsatz großer Muskelgruppen
➤ kontinuierliche Belastung
➤ Ziel-Herzfrequenz entspricht einer lockeren Intensität
➤ Aufbau von Muskelkraft

Walking und die Wirkungen auf das Immunsystem

Bewegung und maßvoller Ausdauersport stärken die körpereigenen Abwehrkräfte gegen Krankheiten. Die Ausschüttung von virus- und krebskontrollierenden Substanzen wird ebenso erhöht wie die Anzahl der Killerzellen im Blut, die der Zellbeseitigung dienen. Studien zeigten, dass »moderat trainierte« Menschen wesentlich weniger an Krebs erkranken als sportlich inaktive. Körperliche Bewegung bewirkt eine Zunahme der Immunzellen und steigert gleichzeitig ihre Funktionsfähigkeit. Der Paderborner Immu-

nologe Heinz Liesen vergleicht die Stimulation des Körpers durch maßvollen Sport mit einer leichten Impfung, denn die Fähigkeit des Immunsystems, zwischen »eigen« und »fremd« zu unterscheiden, werde verbessert. Außerdem würden die Abwehrzellen auch in die Lage versetzt, Schäden wie arteriosklerotische Veränderungen oder Krebszellen besser als Fremdkörper zu erkennen und auszuschalten.

In einer wissenschaftlichen Studie fand man heraus, dass positive Erlebnisse des täglichen Lebens das Immunsystem ebenso stärken wie sportliche Betätigung. Ein geselliger Abend mit Freunden oder der Familie stärkte bei einem zwei Monate dauernden Test mit 100 Männern das Immunsystem zwei Tage lang. Der gegenteilige Effekt trat entsprechend nach negativen Erlebnissen ein: Das Immunsystem war geschwächt, allerdings nur einen Tag lang.

Das Immunsystem braucht Unterstützung

Damit die Infarktabwehr gewährleistet ist, darf der Körper nicht durch zusätzliche Belastungen geschwächt werden. Vermeidbare Belastungen sind im Folgenden zusammengestellt.

Ernährung

Unbehandelte, naturbelassene Lebensmittel (Gemüse, Früchte, Vollkornprodukte) können das Leistungsvermögen erhöhen und stärken das Immunsystem. »Tote« Nahrungsmittel wie z. B. weißer Zucker in Gebäck und Süßwaren schwächen den Energiefluss des Körpers und wirken als »Vitaminräuber«.

Intensive Trainingsbelastungen

Nach sehr anstrengenden und erschöpfenden Trainingseinheiten wird die Produktion und Ausschüttung der körpereigenen »Polizisten« reduziert oder vollständig eingestellt. Unmittelbar nach einer hohen körperlichen Belastung und bis zu 48 Stunden danach sind die Abwehrkräfte des Organismus deshalb geschwächt, und er ist besonders anfällig für Erkältungskrankheiten. Sportliches Training mit niedriger Intensität kräftigt, hohe Trainingsintensitäten schwächen das Immunsystem!

Ungeeignete Sportbekleidung

Baumwolle ist zum Schwitzen nicht geeignet und wird nass und kalt. Moderne, synthetische Textilmaterialien werden zwar auch feucht, bleiben aber trotzdem warm. Sie ermöglichen ein konstantes Wärmeklima auf der Haut.

Ungenügender Nachtschlaf

Der regelmäßige und ausreichende Schlaf ist die einfachste und wirksamste erholungsfördernde Maßnahme. Während des Nachtschlafs hat der Körper am besten Gelegenheit, sein Gleichgewicht wieder zu finden. Acht Stunden Schlaf sind für die nicht sporttreibende Bevölkerung empfehlenswert und stellen für den Sportler das Minimun dar.

Dauerstress und Leistungsdruck

Zu hohe und andauernde Belastungen am Arbeitsplatz und im privaten Bereich zählen heute, in Kombination mit anderen Stressfaktoren, zu den Hauptverursachern von Erkrankungen.

Antibiotische Medikamente

Antibiotika galten als »Wunderwaffe der Medizin« gegen gefährliche Infektionen aller Art. Inzwischen wird diese Waffe immer stumpfer, denn die Bakterien werden mehr und mehr widerstandsfähig gegen die Antibiotika. Antibiotika nehmen dem Körper eine Arbeit ab, die er, sofern gesund, mit seinem körpereigenen Abwehrsystem selbst zu leisten imstande ist. Außerdem beeinträchtigen sie die »gute« Bakterienflora im Körper, sodass auf ihre Einnahme soweit möglich verzichtet werden sollte.

Nikotin, Schokolade und andere Stimmungsmacher

Der Mensch versucht in periodischen Abständen, die Stimmung und die Befindlichkeit aktiv zu beeinflussen. Er ist also viele Male am Tag dabei, seine Stimmungen und Gefühle zu registrieren und sie gegebenenfalls in die gewünschte Richtung zu korrigieren: indem er einen Energieabfall ausgleicht oder indem er Spannung abbaut. Dabei bedient er sich einer Vielfalt von Hilfsmitteln – von Kaffee, koffeinhaltigen Getränken, Alkohol, Nikotin oder Süßigkeiten bis hin zu einem Schwatz mit anderen Menschen, Fernsehen oder dem Versuch, die Gedanken verstärkt zu kontrollieren.

Das Rauchen ist ein markantes Beispiel dafür, wie ein Genussmittel zur Stimmungsregulation eingesetzt wird. Nikotin hat eine Doppelwirkung: Es steigert die Erregung des zentralen Nervensystems und entspannt die Muskulatur. Für diese kurzfristig als positiv empfundene Wirkung nehmen Raucher die langfristigen schädlichen Nebenwirkungen in Kauf. Das Spektakuläre an Experimenten mit

Rauchern ist das Ergebnis, dass die Tauglichkeit von kurzen körperlichen Aktivitäten als Ersatz für Nikotin bei der Selbstregulation von Stimmungen und Gefühlen nachgewiesen werden konnte. Schon zehn Minuten flottes Gehen vermindert bei starken Rauchern nicht nur die Gier nach einer Zigarette; im Vergleich zu einer Kontrollgruppe von ebenfalls Nikotinsüchtigen halbierte sich ihr Zigarettenkonsum in der darauf folgenden Stunde.

Auch Süßigkeiten wie Schokoladenriegel, Eis oder Kuchen sind beliebte Stimmungsregulatoren, die zwar nicht ganz so verheerende Nebenwirkungen haben wie das Rauchen, aber ebenfalls den Körper langfristig schädigen, wenn sie als häufiges Hilfsmittel bei der Aussteuerung von Stimmungen verwendet werden. Der »Erfolg« von Süßigkeiten beruht vor allem darauf, dass sie sehr kurzfristig einen deutlichen Energieanstieg verschaffen und so die Gefühlslage positiv beeinflussen. Allerdings hält diese Wirkung nur sehr kurz vor, schon eine Stunde nach Genuss der Süßigkeiten fällt die Energie stark ab, sogar unter das Niveau, das vor dem Konsum bestand. Gleichzeitig nimmt die Spannung stark zu, sodass erneut ein starkes Bedürfnis nach Gefühlsregulation aufkommt. Aber was für die Raucher gilt, ist auch für die »Süßen« wirksam.

Süßigkeitensüchtige konnten ihre Gier in einem dreiwöchigen Experiment stark drosseln, indem sie mehrmals täglich flotte Fünf-Minuten-Spaziergänge machten. Diese mäßige körperliche Betätigung reichte aus, um ihr Energieniveau deutlich anzuheben und ihren Süßigkeitenkonsum zu halbieren.

Bewegung ist der beste Stimmungsaufheller

Viele Menschen berichten, dass sie nach dem Laufen, dem Schwimmen oder Walking eine Stimmungsverbesserung bemerken, und zahlreiche Studien bestätigen diese belebenden psychologischen Effekte. Körpertraining ist einer der wirksamsten Stimmungsverbesserer. Denn es erhöht die Energie und baut die Spannung ab. Mäßiges Ausdauertraining ist die beste Möglichkeit, eine schlechte Stimmung loszuwerden und wieder neue Kraft zu schöpfen. In einer englischen Studie berichteten sowohl Sportler als auch Personen, die viel sitzen, über weniger Müdigkeit und verbesserte geistige und körperliche Kraft nach 20-minütigen Trainingseinheiten unterschiedlicher Intensität, und diese Auswirkungen hielten mindestens eine halbe Stunde an.

Zügiges Gehen reduziert die Müdigkeit, weil es Muskelspannungen abbaut, die Fähigkeit des Körpers, Sauerstoff auszunutzen, erhöht und dadurch die Haltung verbessert. Es stärkt den Kreislauf und vermindert die körperlichen Reaktionen auf Stress. Walking kann Ihnen ein Gefühl von Zufriedenheit geben und verbessert Ihr Selbstbild. Es trägt auch dazu bei, dass Sie sich entspannen, wobei Entspannung nicht mit Lethargie gleichzusetzen ist, denn gleichzeitig sind verbesserte Kraft und Konzentration zu beobachten. Manche Wissenschaftler glauben auch, dass Ausdauertraining günstige Veränderungen bei chemischen Prozessen bzw. den elektrischen Strömen im Hirn hervorruft.

Ein zehnminütiger zügiger Marsch stärkt den Energiespiegel für etwa eine Stunde.

Walking gegen freie Radikale

Das Interesse am Einfluss freier Radikale auf die Gesundheit ist ein relativ junges Phänomen. Bis zu Beginn dieses Jahrhunderts ahnte niemand, dass freie Radikale selbstständig existieren und wirken können. Erst in den letzten 30 bis 40 Jahren wurden die Auswirkungen freier Radikale auf den menschlichen Organismus systematisch erforscht und wissenschaftlich untermauert. 1954 kam man der zerstörerischen Wirkung auf lebende Organismen einschließlich des menschlichen Körpers auf die Spur. So widersprüchlich es auch klingen mag: Hauptschuldiger war der auf Erden alles am Leben erhaltende Sauerstoff.

Freie Radikale bringt man mittlerweile mit über 50 Erkrankungen und gesundheitlichen Störungen in Zusammenhang, unter anderem mit verschiedenen Formen von Krebs, mit Herz- und Gefäßerkrankungen, vorzeitigem Altern, grauem Star und sogar mit Aids. Aus dem breiten Spektrum an Krankheiten kann man schließen, dass es sich bei den freien Radikalen nicht um vereinzelte Randerscheinungen handelt, sondern um Akteure, die an den meisten gesundheitlichen Problemen des Menschen entscheidenden Anteil haben.

Bis zu einem gewissen Grad sind freie Radikale für die Gesunderhaltung und das einwandfreie Funktionieren des menschlichen Organismus sogar unentbehrlich. Im Übermaß vorhanden, können sie sich jedoch schädigend auswirken oder gar zur Bedrohung werden. Heute weiß man, dass viele Faktoren, unter anderem ultraviolette Strahlung, Luftverschmutzung, Zigarettenrauch und sogar ein Zuviel an hochintensiver sportlicher Aktivität zu einer Überproduktion von freien Radikalen führen können. Gesunden Personen in guter Verfassung, die gewissenhaft auf ihren Körper hören, wird keineswegs von längerer sportlicher Aktivität abgeraten; die regelmäßige Einnahme von Antioxidantien, ungeachtet des Grades der physischen Beanspruchung, wird aber empfohlen. Zwar lässt sich wissenschaftlich nicht absolut zweifelsfrei nachweisen, dass Hochleistungssport das Risiko von Krebs, Herzkrankheiten und anderen degenerativen Prozessen steigert, doch eine Reihe fundierter Forschungsergebnisse lassen die Schlussfolgerung zu, dass Antioxidantien das Entstehen vieler gesundheitlicher Probleme verhindern bzw. hinauszögern können.

Was sind freie Radikale, und wie arbeiten sie?

Freie Radikale sind instabile Sauerstoffmoleküle, die auf subzellulärer Ebene wie wild geworden hin und her jagen und auf andere Partikel und Gewebe aufprallen. Chemische Studien zeigten, dass im Aufprall tatsächlich Lichtblitze entstehen. Freie Radikale besitzen ein oder mehrere ungepaarte Elektronen in ihrer äußeren Umlaufbahn und sind deshalb im Vergleich zu anderen Molekülen in ihren Bewegungen und ihrem Auftreten instabil. Aufgrund ihrer unvollkommenen Struktur streben sie die Verbindung mit anderen Molekülen an. In gewisser Weise gleichen sie starken Magneten, die an anderen Strukturen haften bleiben müssen, um stabil zu werden.

In Ihrem Körper schwirren also stabile und instabile Sauerstoffmoleküle umher. Für die Erhaltung der Lebensfunktion sind stabile Sauerstoffmoleküle absolut unentbehrlich. Aber auch ein gewisses Quantum an instabilen Sauerstoffmolekülen (also freien Radikalen) ist insofern von Nutzen, als sie den Organismus in die Lage versetzen, gegen entzündliche Prozesse anzukämpfen, Bakterien abzutöten und den Tonus der glatten Muskulatur zu kontrollieren, die die Funktion der inneren Organe und der Blutgefäße reguliert.

Ausschlaggebend für ein wirksames und risikoloses Vorgehen freier Radikale im Organismus ist die Balance, doch sind die Mechanismen dieses empfindlichen Gleichgewichts oftmals gestört. Den Ausgleich schafft der Organismus durch die Produktion von körpereigenen »Radikalfängern« (endogene Antioxidantien), die die überzähligen freien Radikale verschlingen und den Körper vor Schaden bewahren. Einige mit der Nahrung zugeführte Antioxidantien verstärken die körpereigene Abwehr gegen ein Überhandnehmen freier Radikale. Zu den wichtigen Antioxidantien von außen gehören:

➤ Vitamin C
➤ Vitamin E
➤ Beta-Carotin

Machen Sie es wie dieser Jogger. Verbinden Sie Ihre Pflichten mit Ihrem Hobby (z. B. laufen Sie mit Ihrem Hund).

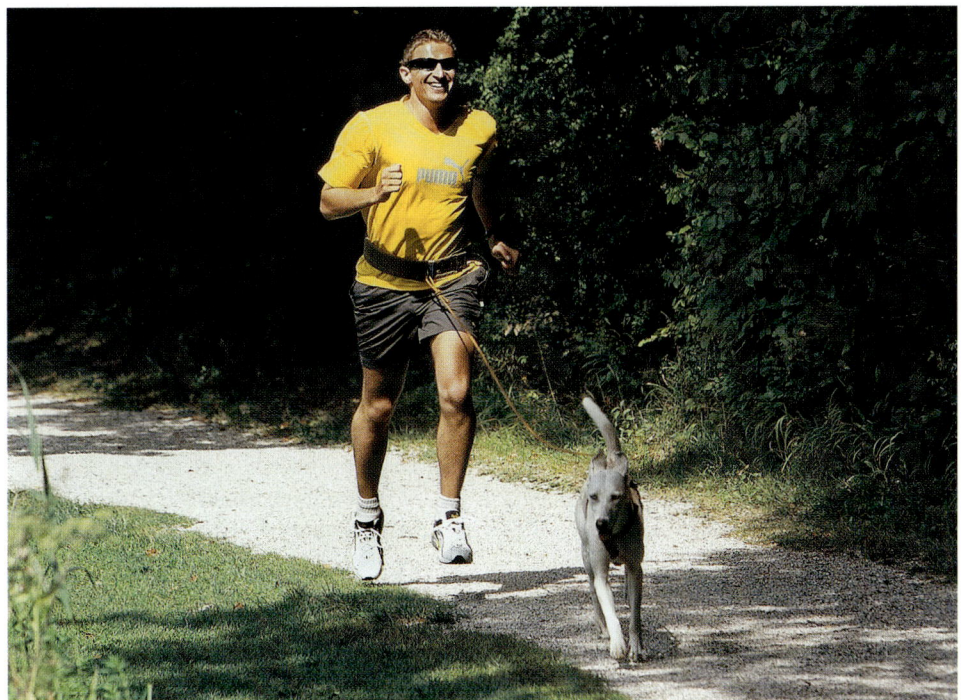

Leider sind die normalen inneren und äußeren Schutzmechanismen oftmals unzulänglich. Das Problem liegt in einer Überproduktion freier Radikale durch Faktoren wie Luftverschmutzung, Zigarettenrauch und UV-Strahlung des Sonnenlichts, durch Pestizide und andere Schadstoffe in der Nahrung und sogar durch ein Übermaß an sportlicher Aktivität. Wohin wir uns drehen und wenden – an allen Ecken und Enden stoßen wir offenbar auf Stoffe oder Gegebenheiten, die unseren Körper mit freien Radikalen zu überschwemmen drohen. Nehmen die freien Radikale im Organismus überhand, wandeln sich die nützlichen instabilen Sauerstoffmoleküle von Verbündeten zu einer molekularen Räuberbande. Sie spielen verrückt und greifen mit Erfolg gesundes und krankes Körpergewebe gleichermaßen an.

Wie können Sie sich vor den Auswirkungen freier Radikale schützen?

➤ Reduzieren Sie die Überproduktion von freien Radikalen durch intensive Sportarten.
➤ Nutzen Sie die positiven Auswirkungen eines Gesundheitstrainings mit geringer Intensität.
➤ Nehmen Sie ausreichend antioxidative Vitamine (Vitamine C, E und Beta-Carotin) zu sich.
➤ Richten Sie ein besonderes Augenmerk auf die schonende Zubereitung von Speisen (z. B. Dünsten) sowie auf das sachgemäße Aufbewahren und Vorbereiten von Lebensmitteln.
➤ Halten Sie sich negative Umweltfaktoren (Strahlenbelastungen, Luftverschmutzung, Zigarettenrauch usw.) vom Leib.

Die verschiedenen Antioxidantien

Antioxidantien finden sich vor allem in rohem Gemüse und Früchten. Bei einer Ernährung mit 3–5 Portionen Gemüse und 3–4 Portionen Obst täglich werden in der Regel sowohl Beta-Carotin als auch Vitamin C in ausreichender Menge zugeführt. Frisches Obst in Form einer Banane oder eines Apfels im Müsli, Vollkornbrot, schmackhaft mit saisonalem, knackigem Gemüse (Tomaten, Gurke, Salat etc.) aufgewertet, sind gute »Antioxidantien-Mahlzeiten«.
Die Aufnahme von Antioxidantien lässt sich auch über Getränke realisieren. Frisch gepresste Frucht- und Gemüsesäfte bieten dazu eine gute Möglichkeit.
Eine Kombination aus mehreren Antioxidantien ermöglicht die größtmögliche antioxidative Wirkung. So wird verbrauchtes Vitamin E unter Mitwirkung von Vitamin C regeneriert. Es wird reduziert zum erneut einsetzbaren Vitamin E und braucht daher nicht ausgetauscht zu werden. Vitamin E wiederum schützt das Beta-Carotin. Schließlich verbessert Selen die Funktion des Vitamins E. In der Praxis sollte daher eine ausreichende Zufuhr aller Antioxidantien sichergestellt werden, um einen optimalen Schutz vor freien Radikalen zu gewährleisten. Die bei Sportlern häufig beobachtete Einnahme von einzelnen Vitaminen und Mineralstoffen ist in diesem Zusammenhang nicht empfehlenswert. Ergänzungspräparate sollten mit den Mahlzeiten eingenommen und in zwei bis drei Dosierungen auf den Tag verteilt werden. Sie können Ergänzung, aber nicht Ersatz für eine gesunde, ausgewogene Ernährung sein.

Vitamin C

Erdbeeren, schwarze Johannisbeeren, Weißkohl, Paprika, Südfrüchte (Orangen, Zitronen, Kiwi, Grapefruit)

Vitamin E

Vollkornprodukte, Sonnenblumen- und Weizenkeimöle

Beta-Carotin

»Buntes« Obst und Gemüse, z. B. Tomaten, Karotten, gelbe und rote Paprika, Aprikosen, Broccoli

Selen

Weintrauben, Mandarinen, Orangen etc., Eier, Vollkornmehle

Walking – ein Gesundheitstraining mit geringer Intensität

Im Rahmen von Trainingsformen mit geringer Intensität bleibt die Entstehung von freien Radikalen auf ein Minimum begrenzt. Gleichzeitig wird aber die Bildung von körpereigenen Antioxidantien angeregt und die Abwehrkraft des Körpers gesteigert. Voraussetzung für den Erfolg ist ein Training im Bereich der angestrebten Herzfrequenz an mehreren Tagen in der Woche. Wissenschaftlich definiert liegt die angestrebte Herzfrequenz über dem Ruhepuls, aber unter der maximalen Herzfrequenz; sie ermöglicht Ihnen, Ihre Ausdauer zu steigern (siehe Kapitel »Trainingsintensität«).

Walking während der Schwangerschaft

Walking ist eine der geeignetsten Sportarten, um auch während der Schwangerschaft regelmäßig Ausdauertraining zu betreiben. Generell ist es am besten, beim gewohnten Sportprogramm zu bleiben und die Trainingsintensität den jeweiligen Umständen anzupassen. So kann eine Läuferin zu Beginn der Schwangerschaft das Jogging mit Walking kombinieren, um zu einem späteren Zeitpunkt nur noch zügig zu marschieren. Gehen Sie regelmäßig in einem für Sie angenehmen Tempo. Sie können sich auch ein wenig mehr fordern, doch beschränken Sie die Anstrengung auf 15 Minuten pro Training. Trinken Sie vor und nach dem Training genügend Wasser. Denken Sie daran, dass Sie für zwei Personen Flüssigkeit benötigen. Seien Sie während der Dehnübungen besonders vorsichtig; während der Schwangerschaft sind Muskeln und Gelenke beweglicher. Legen Sie sich auf die Seite und nicht auf den Rücken, wenn Sie sich nach dem Walking erholen müssen. Walking während der Schwangerschaft

➤ hilft Ihnen, den körperlichen und emotionalen Stress während dieser Zeit besser zu verarbeiten,

➤ kann Ihnen trotz des großen Bauches zu einem tiefen Schlaf verhelfen,

➤ verringert während der Schwangerschaft häufig auftretende Verstopfungsbeschwerden,

➤ beschleunigt die Erholung nach der Geburt,

➤ verbessert die Muskelspannung nach der Geburt.

Trainingsbeispiele

	Mo	Di	Mi	Do	Fr	Sa	So
Gesundheits-Walking							
Dauer	30 Min.		20 Min.			45 Min.	
% der MHF	50–60		60			50–60	
Gewichtskontroll-Walking							
Dauer	45 Min.		60 Min.		45 Min.		90 Min.
% der MHF	60–70		60–65		55–60		50–55
Fitness-Walking							
Dauer	30 Min.		60 Min.	30 Min.	45 Min.		60 Min.
% der MHF	50–60		60–70	70–80	60–70		75–80

Gesundheits-Walking

Gesund zu bleiben ist ein erstrebenswertes Ziel! Achten Sie auf möglichst viel Bewegung im Alltag, verzichten Sie möglichst häufig auf Lift und Auto. Schlafen Sie viel und ernähren Sie sich vielseitig und ausgewogen. Genießen Sie die schönen Augenblicke des Lebens!

Gewichtskontroll-Walking

EdH und BdD heisst die ultimative Formel zur erfolgreichen Gewichtskontrolle! Essen Sie die Hälfte und bewegen Sie sich das Doppelte. Wenn Sie dazu die Informationen in diesem Buch befolgen, umso besser.

Fitness-Walking

Um die körperliche Leistungsfähigkeit zu steigern braucht es schon einiges an zeitlichem Aufwand und Organisation. Für trainierte Personen ist es schwieriger, ihre Fitness noch mehr zu erhöhen, dafür sind sie mit weniger Steigerung auch zufrieden. Der Trost für Einsteiger: Je niedriger das konditionelle Niveau, desto größer sind die Leistungssprünge!

Informationen zu Walking-Treffs

Deutschland
Deutsches Walking Institut e. V.
Luisenstr. 4
78073 Bad Dürrheim
Tel.: o 77 26 / 92 82 55
Fax: o 77 26 / 37 09 43
Internet: www.walking.de
E-Mail: info@walking.de

Deutscher Leichtathletikverband
Alsfelder Str. 27
64289 Darmstadt
Tel.: o 61 51 / 77 08-0
Fax: o 61 51 / 77 08-11
Internet: www.leichtathletik.de
E-Mail: info@leichtathletik.de

Nordic-Walking Academy Freiburg
Sasbacher Str. 8
79111 Freiburg
Internet: www.nordic-walking-online.de

Exel GmbH
Meisenstr. 3
83101 Rohrdorf-Thansau
Tel.: o 80 31 / 2 74 51 11
Internet: www.nordicwalking.com

Österreich
Arbeitsgemeinschaft für Sport und
Körperkultur in Österreich ASKÖ/
Nordic Walking-Workshops
Internet: www.askoe.or.at

Schweiz
Swiss Walking Event
Tannackerstr. 7
CH-3073 Gümligen

Tel.: 00 41 / 31 / 9 54 06 09
Internet: www.swisswalking.ch
E-Mail: swisswalking@ryffel.ch

Urs Gerig – Der Sportcoach
Kurse-Aktivferien-Privat Coaching
Alte Blindenholzstr. 5
CH-8616 Riedikon
Tel.: 00 41 / 1 / 9 40 35 97
Internet: www.sportcoach.ch
E-Mail: gerig@sportcoach.ch

Fit for Life, Monatszeitschrift
für Fitness-Sportler/-innen
Internet: www.fitforlife.ch

Schweizerischer Olympischer Verband
»Allez hop!«
Alpenstr. 25
CH-2532 Magglingen
Tel.: 00 41 / 32 / 3 27 61 90
Fax: 00 41 / 32 / 3 27 61 98
Internet: www.allezhop.ch
E-Mail: kontakt@allezhop.ch

Ryffel Running Kurse GmbH
Kurse, Aqua-Fit-, Walking- und Nordic-
Walking-Produkte
Tannackerstr. 7
CH-3073 Gümligen
Tel.: 00 41 / 31 / 9 52 75 52
Internet: www.ryffel.ch

Swiss Snow Walking Event
Daniel Durrer
Event Director
CH-7050 Arosa
Tel.: 00 41 / 81 / 3 78 63 63
Internet: www.swisssnowwalking.ch
E-Mail: info@swisssnowwalking.ch

Muskulatur Übungsinhalt	Genießer	Halbprofis	Profis
Dehnübungen			
vordere Oberschenkel-muskulatur			
rückseitige Oberschenkel-muskulatur			
Unterschenkel-muskulatur			
beinabspreizende Muskulatur			
beinanziehende Muskulatur			
Nacken- und Rückenmuskulatur			
weitere wichtige Dehnübungen			
Übungen am Arbeitsplatz			

Muskulatur Übungsinhalt	Genießer	Halbprofis	Profis
Kräftigungs- und Haltungsübungen			
Rücken- und Gesäßmuskulatur			
Rücken- und Gesäßmuskulatur			
Rücken- und Gesäßmuskulatur			
Schultergürtel- und Rumpfmuskulatur			
Becken- und Rumpfstabilisation			
Bauchmuskulatur			
Zusatzübungen			
Übungen mit dem Thera-Band			

Know-how für die Trainingspraxis

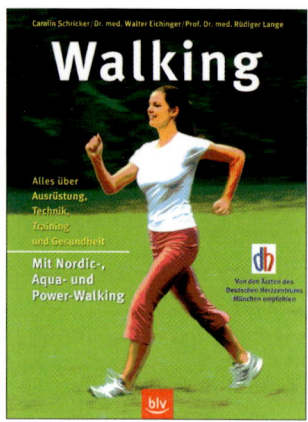

Dr. med. Thomas Wessinghage
Laufen
Der Lauf-Klassiker – komplett
überarbeitet mit neuen Fotos;
neue Erkenntnisse zu Lauftechnik,
Ausrüstung und Training; Laufen
und Gesundheit mit aktuellen
Forschungsergebnissen der Sport-
medizin; Termine der wichtigsten
Marathonläufe weltweit.
ISBN 3-405-16450-8

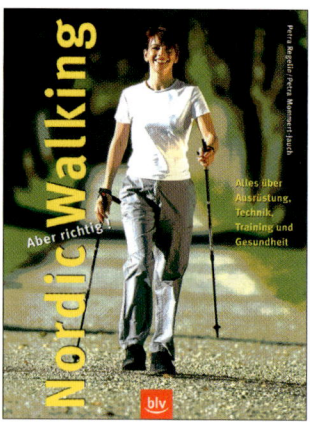

Carolin Schricker /
Dr. med. Walter Eichinger /
Prof. Dr. med. Rüdiger Lange
Walking
Walking für verschiedene Ziel-
gruppen, sportmedizinische
Grundlagen, Training, Technik;
Variationen; Ausrüstung und
Ernährung.
ISBN 3-405-16475-3

Janice Meakin
Fitness-Walking
Walking nach Plan – das 6-Stu-
fen-Programm zum Erfolg:
Grundlagen von Ausrüstung bis
Ernährung; Fitness-Checks und
spezielle Trainingspläne für An-
fänger, Einsteiger u.v.m.
ISBN 3-405-16786-8

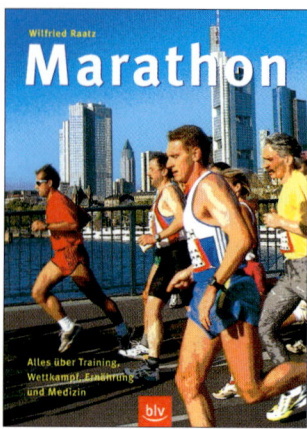

Wilfried Raatz
Marathon
Laufstil, Ausrüstung, Ernährung,
Laufpsychologie, Regeneration;
Training: Methodik, Formen,
Steuerung, Planung; die besten
Marathon-Events.
ISBN 3-405-16474-5

Petra Regelin /
Petra Mommert-Jauch
**Nordic Walking –
aber richtig!**
Die Wirkung auf Körper und
Psyche, Ausrüstung, Training
für die Gesundheit, Leistungs-
steigerung und Entspannung.
ISBN 3-405-16720-5

BLV Sportpraxis Top
Wolfgang Mießner
**Richtig Trainieren
mit der Pulsuhr**
Für Freizeit- und Gesundheitssport: herzfrequenz-kontrollier-
tes Training mit der Pulsuhr;
sportbiologische und sportmedizinische Grundlagen.
ISBN 3-405-16688-8

*Im BLV Verlag finden Sie
Bücher zu den Themen:*   Garten und Zimmerpflanzen • Natur • Heimtiere • Jagd und Angeln • Pferde
und Reiten • Sport und Fitness • Wandern und Alpinismus • Essen und Trinken

Ausführliche Informationen erhalten Sie bei:

**BLV Verlagsgesellschaft mbH • Postfach 40 03 20 • 80703 München
Tel. 089 / 127 05-0 • Fax 089 / 127 05-543 • http://www.blv.de**